自分で守る自分のからだ

パウル・シュミットのドイツ波動健康法

Bioresonanz nach Paul Schmidt
—für eine umfassende Gesundheitsvorsorge

ドイツ振動医学推進協会
ヴィンフリート・ジモン
Winfried Simon

bio
books

はじめに

私にとって日本は、第2の故郷とも言うべき国です。

1964年、ちょうど東京オリンピックが開催された年に、上智大学で学ぶために来日したのが最初でした。以来、この国の自然の美しさや情緒あふれる文化に触れ、また、優しさと思いやりに満ちた多くの日本人と出会うことによって、私と日本との間に確かな繋がり、"絆"が築かれてきました。

二度目の留学では、日本の薬品業界に関する調査を行い、それをまとめた論文で博士号を取得。その後、ドイツに戻り製薬会社に勤務しました。独立して国際薬事コンサルティングの仕事をはじめ、さらに振動医学推進協会に関わるようになってから、よりいっそう日本を訪れる機会が多くなり、ますます絆が深くなっていると感じています。

訪れる度に感じるのは、日本人の健康に対する関心の高さです。私が知る限り、これほどの国は他にないと思います。

メディアでは常に、「○○健康法」「○○ダイエット法」など、様々な健康情報が発信され続けています。

正直に申し上げると、本来はじっくり取り組むべき健康法が、一過性のブームとして注目されては消えていくという状況は、ドイツ人の私の目にはいささか奇異に映ります。

年齢を重ねるほどに、病気や老いに対する不安や恐れが大きくなるのは、当然です。「深刻な病気にかかることなく、心身が健康なまま年を重ねたい」「いつまでも若々しく、元気はつらつとした毎日を送りたい」というのは、世界中の人に共通した思いです。

社会が便利さやスピードを追求するに従い、私たちを取り巻く環境には、電気製品から発生する電磁波、住まいに潜むホルムアルデヒドなどの有害化学物質やカビ、加工食品に使われる添加物など、健康に被害をもたらすファクターが増え続けています。

病気というほどではないものの、慢性的な疲労感や肩こり、冷えなどの症状を訴える方が急増していることは周知の事実です。その「なんとか改善したい」という気持ちが、健康ブームを支えているとも言えそうです。

健康意識の高い日本の皆さんにとって、本書でご紹介する「パウル・シュミットのドイツ波動健康法」との出会いは、これまでの健康や病気に対する概念に、まったく新しい視点をもたらすことになるでしょう。今現在、健康のことで悩んでいらっしゃる方には、希望の光を灯すことになるかも知れません。

本場であるドイツで大きな注目を集めているこの健康法は、皆さんが試してこられた既存のものとは一線を画します。

なぜなら、そのバックボーンとなっているのが「振動医学」であり、すでに医療の現場で実績をあげている、確立したメソッドだからです。

では、日本の皆さんにはあまり馴染みのない振動医学とはどんなものなのか。簡単に説明します。

「振動医学」は、1970年代に、パウル・シュミットというひとりの天才の着想によって誕生しました。シュミットは、生命エネルギーが全身をスムーズに流れている状態が健康で、逆に、何らかの原因で流れが滞ると、不調や病気になると考えました。ここで言う「生命エネルギー」とは、皆さんがよくご存知の、東洋医学で「気」と呼ばれるものと同じです。

すべてのものは固有の波動を持つことに着目したパウル・シュミットは、あらゆる「気の滞り」の固有周波数を突き止め、それと同じ周波数の波動によって、滞りを見つけたり解消する方法を開発しました。振動医学の「振動」とは「波動」のことを指します。

バイオレゾナンス・メソッド（生体共鳴法）は、簡単に言うと「波動の共鳴現象を利用した、生命エネルギーの流れを整える方法」ということになります。波動の共鳴によって、気の流れを塞き止めているブロックを外し、スムーズな流れを取り戻し、本来の自然治癒力や生命力を引き出していくというものです。

誕生から40年と、まだ歴史の浅い振動医学ですが、多くの医師や治療家たちが患者の診療に際して様々なチャレンジを試み、その可能性を探究してきました。その甲斐あって、臨床データとして、今日の医学では完治が難しいとされる病においても確かな成果が報告され、近年、ドイツの医療関係者の間で評価が高まっています。２０１３年現在、６０００カ所の医療関連施設で、パウル・シュミット式バイオレゾナンスが導入されています。

また、ドイツ国内で6万人が、主に家庭で日々の健康管理のために、バイオレゾナンス・メソッドを実践しています。

実は、パウル・シュミットのドイツ波動健康法はすでに日本の医療現場にも導入され、一般家庭でバイオレゾナンス・メソッドを実践されている方も年々増えています。私は年に二～三度、最新情報をお伝えするセミナーのために日本を訪れていますが、日本の皆さんの評価と期待が高まっているのを肌で感じます。

この本を手にしてくださった方は、健康の分野に関心をお持ちの方だと思います。さらに付け加えると、常に新たな情報に対する好奇心のアンテナを張っている、感性豊かな方なのでしょう。

本書ではホームケアとしての、パウル・シュミットのドイツ波動健康法にポイントを絞り、日々を元気に過ごす方法を紹介していきたいと思います。

日本におけるパウル・シュミット式バイオレゾナンスの知名度は、まだまだ低いものです。こうした著書や情報と出会えるかどうかというのも、実は波動という微細なエネルギーが影響していると言えます。

本書を通して初めて知る「バイオレゾナンス」という言葉の響きが、皆さんの心の内側で何らかの共鳴を引き起こし、心身の健康やより良い生き方について見つめ直すきっかけとなることを期待しています。

本書では、本文中に説明が必要だと思われる用語（太字部分）の解説を用意しております。

各章の最終ページにまとめておりますのでご参照ください。

目次

はじめに —— 1

第1章 全身の気の流れを整える
パウル・シュミット式バイオレゾナンス

健康回復への第一歩＝治療である必要はない —— 14
■肉体を取り巻く微細なエネルギーの「場」とは？ —— 17
「健康は気の流れが整った状態」がバイオレゾナンスの定義 —— 21
■「健康は身体的・精神的・霊的に良好な状態」とするＷＨＯ —— 25
■病を治すのではなく「生命力を取り戻す」という発想 —— 30
■環境の変化に対して「自分で健康を守る」意識が大切 —— 34

西洋医学の医師が評価するバイオレゾナンス・メソッド —— 38

第2章 共鳴現象を生体に応用したバイオレゾナンスのメカニズム

振動医学の由来～「振動」とは「波動」であり「波」である —— 46
■量子論の父、マックス・プランクが残したメッセージ —— 48
■この世のすべてのものは固有周波数を持つことに着目 —— 51
■パウル・シュミットが開発のヒントを得たダウジング —— 54
周波数で波動を選び送り出せる波動送波器の誕生 —— 57
■生体の共鳴反応を応用したシュミットと医師たちの功績 —— 62
■バイオレゾナンスによって気の滞りが解消する —— 67

第3章　7層構造で成り立つ私たちの"からだ"の真実

細胞レベルのバイオレゾナンスの影響を研究機関が検証 76
■ひとつの症状の裏に複数のブロッケードが存在する 79
■肉体＋エネルギーボディの7層で構成されているからだ 82
霊的感性の高いヒーラーの目から見たエネルギーボディ 86
■バイオレゾナンスとヒーラーによるセラピーの共通点 91
臨床データを基に効果的な総合プログラム「ＲＡＨ」を構築 98
■専門家だけでなく誰でも取り組める健康法として一般化 101

第4章　私たちの健康を左右する様々な要因

不思議な宇宙のパワーが広がる聖地「ヴォルムバッハ」 106

■現代人に失われた「人間も自然の一部」という発想 116
■聖地の波動を測定して再現することが可能 119
生命力を低下させてリスクを高める様々な要因 123
■WHOも指摘するエレクトロスモッグによる人体への負担 128
大地からの放射による「ジオパシックストレス」 133
■きっかけとなった「ガンの家」 134
■ジオパシックストレスの原因となる土地に潜む危険要素 138
安全で快適な住空間を見極める「バウビオロギー」とは？ 144
■日本初のバウビオロギー測定技術者資格を認定 148
■生命エネルギーのバランスが整えば、不調は解決に向かう 153

第5章 今日からできる パウル・シュミット式バイオレゾナンス

家庭で続けるハーモナイズが健康力をアップ 158
■チャクラは生命エネルギーを取り入れるポイント 162
■体内に取り込まれる3種類のライフパワー 167
■人体を流れる気の三大循環が健康を支える基盤 171
■全身の波動調整「プリコントロール」を日課に 177
病気の元凶であるストレスを波動的に解消する 180
■寝室に潜む放射帯の刺激を最優先で排除する 183

第6章 バイオレゾナンスの最前線、ドイツを訪れて

日本のドクター、治療家たちがドイツを視察 194
■ハーモナイズに鍼や指圧を連携した、村に唯一の治療院 198
■西洋医学を基盤に様々な療法を実践するクリニック 206

■バイオレゾナンスは「調整医学」という考え方 —— 211
■ピラミッド型のバイオレゾナンス本拠地 —— 215
■体内の酸とアルカリのバランスを保つことの有益性 —— 218

【コラム】
①生まれて初めてのヒーリング体験レポート —— 96
②シュミットが測定した聖なる神秘の周波数 —— 114
③大地からの刺激帯を好む植物と嫌う植物 —— 143
④住まいにおける刺激帯の測定法 —— 188
⑤バウオビオロギーが提案する寝室のエレクトロスモッグ対策 —— 189
⑥バイオレゾナンスが提唱する食のバランス —— 222

おわりに —— 224

第1章

全身の気の流れを整える
パウル・シュミット式バイオレゾナンス

健康回復への第一歩＝治療である必要はない

幸せな人生を送りたいというのは、すべての人に共通する願いだと思います。その第一の条件には、「心身の健康」があげられることでしょう。

からだのどこにも不調がなく、精神的にも安定している状態があって初めて、日々をイキイキと過ごすことができます。

私たちには本来、健康に生きるための力（＝生命力）が宿っています。

あなたは今、その力を充分に活かせていると実感していますか？

もし、健康面に不安があるとしたら、健康に生きる力を活かせていない要因は何だと思いますか？

これからお伝えする**「パウル・シュミットのドイツ波動健康法」**が、きっとこの問いに対する、明確な答えを引き出してくれるはずです。

「パウル・シュミット式バイオレゾナンス」は、単に健康を維持するためのノウハウではありません。心身の不調和を改善して、様々な健康上の問題を解消することができる、再現性のあるトリートメントです。

バイオとは「生命」「生物」「生体」を、レゾナンスとは「共鳴」を意味しています。つまり、本書でいう「パウル・シュミットのドイツ波動健康法」とは、**「生体共鳴を応用した健康法」**ということになります。

その概要を簡単に説明しましょう。

ドイツでは、6000カ所の医療関連施設に導入され、健康を取り戻すうえで確かな成果をあげている**振動医学**。その基本概念が「パウル・シュミット式バイオレゾナンス・メソッド」です。

40年をかけて体系化されてきた独自の知恵と技術が、21世紀の医療の新たな流れになるだろうと、医療関係者から大きな期待を寄せられています。

実際の現場では、現代医療のように手術や投薬は、いっさい行いません。そもそも、「健康を回復するためには治療が必要」という発想がないのです。

登場するのは、メスでも医薬品でもなく、超微細な波動です。自然界に存在する「波動」を用いて、からだの「気」(生命エネルギー)の滞りを解消し、本来の流れに整えていくのです。一般病院のような、内科、皮膚科、アレルギー科といった区分けもなく、ありとあらゆる症例に対して同一の方法で対応しています。

ここまでご理解いただけたでしょうか？

表面に現れた症状に対して、スピーディーに改善しようとするのが一般的な現代医療です。それとはかけ離れた振動医学の考え方や実践方法には、実は、私自身も最初は戸惑いがあり、理解するのに時間がかかりました。

ここで、少し個人的な話をさせてください。

そもそも私は、製薬業界で生きてきました。世界的なシェアを持つドイツの大手製薬会社に十数年間勤務し、独立してからは国際薬事コンサルタントとして従事しています。

近代医学の素晴らしい発明と言える、数多くの治療薬や病気予防のためのワクチンが、人々の健康に多大なる貢献を果たすと信じ、その一端を担う仕事を誇りにしてきました。

治療に取り組む状況を表すのに、しばしば「病気と闘う」「病気に打ち勝つ」といった表現が使われます。病気は健康を奪った憎むべき敵とみなし、撃退・排除することが勝利だとする発想です。その考え方の基、医薬品は病気の症状を即効的に緩和したり解消するうえで、大いに役立つものです。

しかし一方で、副作用という別の痛みや不調を生じてしまうことがあります。「薬も過ぎれば毒となる」ということわざの通り、１００パーセント安全とは言いきれないのが事実です。病気に勝って、健康を取り戻すことを目指したはずが、時として悲劇に涙する人々は、決して少なくありません。

仕事柄、そうした現代医学の限界や問題を身近に感じていた私は、常々「真の健康とは何か？」と自問自答してきました。

そもそも、病気は憎むべき敵であるという発想は正しいのか？　徹底的に排除すべきものなのか？　そんな疑問が湧き上がってきました。

だからこそ、「健康回復への第一歩が治療である必要はない」と提案する振動医学と出会った時、新しい価値観を教えられたと同時に、私が探し求めていた答えがここにあると直感したのです。

■肉体を取り巻く微細なエネルギーの「場」とは？

話を元に戻しましょう。

振動医学の生みの親であるパウル・シュミットは、「すべてのものは固有の周波数の波動を持っている」という量子論にヒントを得て、バイオレゾナンス（生体共鳴）という独自の理論を立ち上げました。１９７５年のことです。

さらに、彼に協力した医師たちの詳細な研究から、症状が現れている状態、つまり様々な病気の状態にも、固有の周波数があることをつきとめ、波（波動）を利用する独自の健康法「バイオレゾナンス・メソッド」を完成させたのです。

ここで、バイオレゾナンスを理解するうえで、まず私たちのからだがどのように成り立っていて、それを活かしている力が何であるのかということを、正しく知っておいていただきたいと思います。

私たちの肉体は、単なる物質的な細胞の集合体ではありません。

それを構成する臓器、筋肉、骨、全体を繋ぐ血管や神経など、すべての細胞が休むことなく活動し続けています。精神は常に肉体と連動して、意思や思考を働かせ、行動のきっかけを与えます。肉体と精神を動かしている大元の力が、生命力です。

そして、全身に60兆個ある細胞の一つひとつに、「生命力を与えているエネルギーの流れ」があります。東洋医学ではそれを、「気」と呼び、流れを整えることで生命力を活性化する方法を追求してきました。

本書でも**「生命エネルギー」＝「気」**という認識で表現を統一しています。

肉眼では捉えることができない「気」は、「微細なエネルギー」という言葉におきかえることができます。私たちが発している微細なエネルギーは、物質的な肉体だけでなく、触れることができない意識や精神、心にも深く関わっています。

振動医学では、この目に見えない微細なエネルギーこそが、私たちの「生命（いのち）」を生かしている源だと捉えています。

全身の臓器、器官、組織、細胞の隅々にまで、生命エネルギー（気）が循環することで、肉体を取り巻くように、微細なエネルギーの場が作られます。

パウル・シュミットは、この生命エネルギーの場を「エネルジェティック・フィールド」と呼んでいます。また、肉体という〝物質的なからだ〟に対して、〝エネルギー的なからだ〟という意味で「エネルギーボディ」とも表現しています。

著名人などに対して、よく「あの人は**オーラ**（P44参照）がある」などと言うことがありますよね。

この「オーラ（aura＝ドイツ語・英語）」も肉体を取り巻くエネルギーの場です。インドで**「プラーナ」**（P44参照）と呼ばれるものも、共通の微細なエネルギーを指していると考えられます。

全身の臓器や組織では、常に気が循環しながらエネルギーボディを形成しています。この命のシステムは、完璧なまでに調和がとれているのが本来の姿です。もし心身のどこかに不調が生じれば、元の状態に戻ろうとする自然の力が働き、自らを癒して健康へと導いていきます。

「やじろべえ」を例に考えてみましょう。

重心が真ん中にあれば、揺れても体勢を立て直せるのと同じで、自然治癒力が働いているうちはバランスが保たれ、病気を発症することはありません。

ところが、流れのどこかに「気の滞り（エネルジェティック・ブロッケード）」が発生すると、全身に気が廻らなくなり、本来の自然治癒力が働きにくくなります。バランスが大きく傾いてしまうと、元の状態に戻ることがますます困難になり、やがて病気やトラブルを引き起こすことにもなってしまいます。

バイオレゾナンス・メソッドとは、固有周波数の波による共鳴現象を利用し、心身のエネルジェティックな状態を調べたり、ブロック（滞り）を外して本来の正常な状態に戻していく方法です。

エネルジェティック・フィールドの滞りを「周波数」の数値で捉えること。さらに、その同じ周波数の波動（滞りに共鳴した波動）で、滞りを解消すること。これら2つのことをシンプルに実現しています。

この方法で、生命エネルギー（気）の流れを整えることができれば、本来の自然治癒力や生命力が再び働くようになり、私たちのからだは自ずと、調和のとれた健康な状態を取り戻していくと、パウル・シュミットのドイツ波動健康法では考えています。

「健康は気の流れが整った状態」がバイオレゾナンスの定義

ところで「エネルギー」という言葉は、ドイツ語のエネルギー［energie］という発音が、そのまま日本語に持ち込まれたものだということをご存知でしょうか？（英語ではエナジーと発音）。

実は、この言葉の語源はギリシャ語なのです。

私は学生時代に、ラテン語とギリシャ語を独学で勉強していました。言葉の成り立ちを通して深い叡智を知ることができたり、別の意外な意味を発見できたりすることが面白く、夢中で古い文献を読みあさっていました。エネルギーという言葉の由来を知ると、古代の人々が、物事や人間の真の姿を深く理解していたことが見えてくる気がします。

エネルギーの語源は、ギリシャ語の［ἐνέργεια（energeia エネルギア）］で、これは「力・働き」を意味する［ergon］に「内部」を意味する前置詞［en］が付いた単語です。つまり、もともとエネルギーという言葉には、「内にある力」という意味が含まれていたのです。もっと具体的に表現するなら、「内側に蓄えられた仕事をする能力」と言ってもいいでしょう。

現在では、熱や光、電気などもエネルギーという言葉でひとくくりにされていますが、語源を紐解く限り、物理的な力というよりも内側にある気力、活力、精力、治癒力、生命力といった見えない力の方が、エネルギーの本質だと言えそうです。

本書ではたびたび「生命エネルギー」という言葉が登場してきますが、これも、物質的なものではなく本質的なものを指します。

生命エネルギーは、私たちの生命をコントロールしている、「内なる力」そのものです。それが絶えずエネルギーボディを循環して、各臓器やからだの隅々の細胞に活力を与え続けています。

エネルジェティックな循環は、いのちの営みです。調和のとれた自然なサイクルでエネルギーが、全身くまなく廻っている限り、私たちは健康を維持することができるわけです。「エネルジェティック」という言葉には、「エネルギーによって動かされた」「エネルギーをうまく供給する」というような意味があります。

バイオレゾナンス（生体共鳴）のプロセスでは、からだに元々備わっているエネルギー（生命力）と、からだのエネルジェティックな構成（エネルギーボディ）の両方が共に働くことで、自然な治癒に貢献していると言えます。

日本は長きに渡って、中医学や伝統医学をベースとする東洋医学が主流でした。西洋医学の「からだの部分だけに注目する」発想よりも、東洋医学の「からだ全体をまるごと捉える」発想を当たり前としてきた基盤があります。

パウル・シュミットも**「からだ全体をまるごと捉える」**ことに注目しました。**「経絡**（P44参照）を巡回する気の流れに滞りが生じると、心身のバランスが不調和な状態となり、病気を発生しやすくなる」とする中医学の概念も参考にして、バイオレゾナンス・メソッドという新しい健康法を考案したのです。

パウル・シュミット式バイオレゾナンスでは、健康な状態を次のように説明しています。

「生命エネルギー（気）の流れに滞りがなく、全身隅々にまでスムーズに循環している状態。エネルギーボディのバランスが整っている状態」

おそらく西洋人の私よりも日本の皆さんの方が、「気」という言葉に置き換えられる「生命エネルギー」を直感的に理解しているのではないでしょうか。

剣道や空手、合気道といった武術を介しても、「気」に馴染みがあるはずですし、日本語には、気が利く、気が早い、気を遣う、気が散る、気が緩む、というように、「気」を用いた表現がたくさんあります。中でも「病は気から」という表現は、真実を端的に述べていると言えます。

山や海、岩、樹木、大地など、自分たちを取り囲む自然の中にも、「大いなるいのち」という目に見えないエネルギーを感じ取り、それを敬い感謝することを昔から当たり前にしてきたのが日本人です。

現代のように、物質的なものだけに目が向けられる時代となっても、日本の人々のそうした感性は失われていないように思えるのです。

実際、パウル・シュミット式バイオレゾナンスに初めて取り組む場合、日本の皆さんは飲み込みが早いという印象があります。それはやはり、特有の感性の豊かさであり、目に見えないものの存在を感じ取ろうとする東洋思想が、ベースにあるからなのでしょう。

■「健康は身体的・精神的・霊的に良好な状態」とするWHO

「目に見えないもの」という発想は、もちろん西洋にも存在しています。

ところが、キリスト教の影響下にある西洋社会では、長い間、生命や霊魂といった目に見えないものはすべて、神の領域に属すると考えられていました。そのため、五感で捉えられるものだけを対象にしようと考えたのが西洋思想です。

現在、科学や西洋医学が真実と定めていることの多くは、近代化社会が始まった20世紀初頭の様々な発見が基準となっています。

「人間の五感で感じられる物体や物質を重視する」という考え方が世界的に広がり、これ以後、科学的かどうかの判断は、「普遍性・客観性・再現性」というモノサシが用いられるようになりました。目に見えない命や魂を切り離し、見たり触れたりできる肉体のみを扱うことを基本としたのが、現代の西洋医学であるわけです。

根本の原因を探ることなく、表面的な症状に対処するだけのやり方で、健康が回復しない状況に直面して、苦しんでいる方は決して少なくないでしょう。

最先端治療には、即効的に病んだ細胞を撃退する非常にパワフルなものが多いですから、その影響が健康な細胞にまでも及び、結果的に本来の生命力を低下させてしまうことも考えられます。そうした矛盾に対して、疑問を抱くのも無理ないでしょう。

人は病気になると、改めて「生命とは？」「健康とは？」と考えさせられます。では、病気である状態と健康であることの差はどこにあるのでしょうか？

私たちは「病気にかかっていないから健康だ」と発想しがちです。しかし、心身の状態は、それほど単純に区別できるものではありません。病院の検査結果で異常が見つからなくても、体調が優れないといった自覚があり、実際に健康が損なわれていることはよくあるものです。

現在、国連の世界保健機関（ＷＨＯ）では、健康の定義を次のように定めています。

『健康とは、身体的にも精神的にも、また霊的にも、社会的にも完全で良好な活動状態にあることをいう。単に病気でない状態、虚弱でない状態が健康というわけではない』
(原文＝Health is a dynamic state of complete physical, mental, spiritual and social well-being and not merely the absence of disease or infirmity.)

ここに「霊的」(spiritual＝英語)という言葉が含まれていることを、意外に思う人もいらっしゃるかと思います。

ＷＨＯが健康の定義の中に新たに「霊的」という言葉を加えたのは、１９９８年のことでした。ここ十数年の間に、**「スピリチュアル」**(Ｐ44参照)という言葉がいろいろなところに登場し、人々に認知されるようになったことは偶然ではありません。

健康の共通概念として、「霊的、スピリチュアル」というワードを盛り込む必要があったのです。その背景には、病気そのものを単体で扱う西洋医学では、完治させたり健康を取り戻すことに、限界が見えてきたという現実的な問題があるのです。

心を切り離して肉体だけを対象としていたのでは、真の健康を手に入れることができないのではないか？　命や魂、私たちを生かしている見えない霊的な力にも、目を向けていく必要があるのではないか？

そんな問いかけも、この定義には含まれているのだと思います。

表面に見えている症状が、病気のすべて（本質）というわけではありません。目に見える症状や感覚としての痛みは、すでに目に見えないからだのどこかに異常があることを警告する、シグナルの役割を担っています。表面に現れている症状は結果であって、それを引き起こしている原因は、エネルギーボディという見えないレベルにあるわけです。

肉体の症状という部分ではなく、生命全体で捉えていかないことには、根本の異常を見つけることは不可能です。根本の異常を元通り完全な状態に戻さない限り、また同じ症状が繰り返されることになるでしょう。

東洋医学と同じように、パウル・シュミット式バイオレゾナンスにも、人間をからだ・心・魂からなる有機的な統合体と捉える**「ホリスティック」**な発想が基本にあります。「ホリスティック」には、「全体、関連、繋がり、バランス」といった意味が含まれています。

ＷＨＯが定めたように、私たちの「いのち」を考えるには、肉体（ボディ）だけでは不充分です。むしろ、心（マインド）、霊性（スピリチュアル）または魂（スピリット）という目に見えないところに意識を向け、光を当てていかない限り、本当の意味での健康維持には

[図① ホリスティックな考え方]

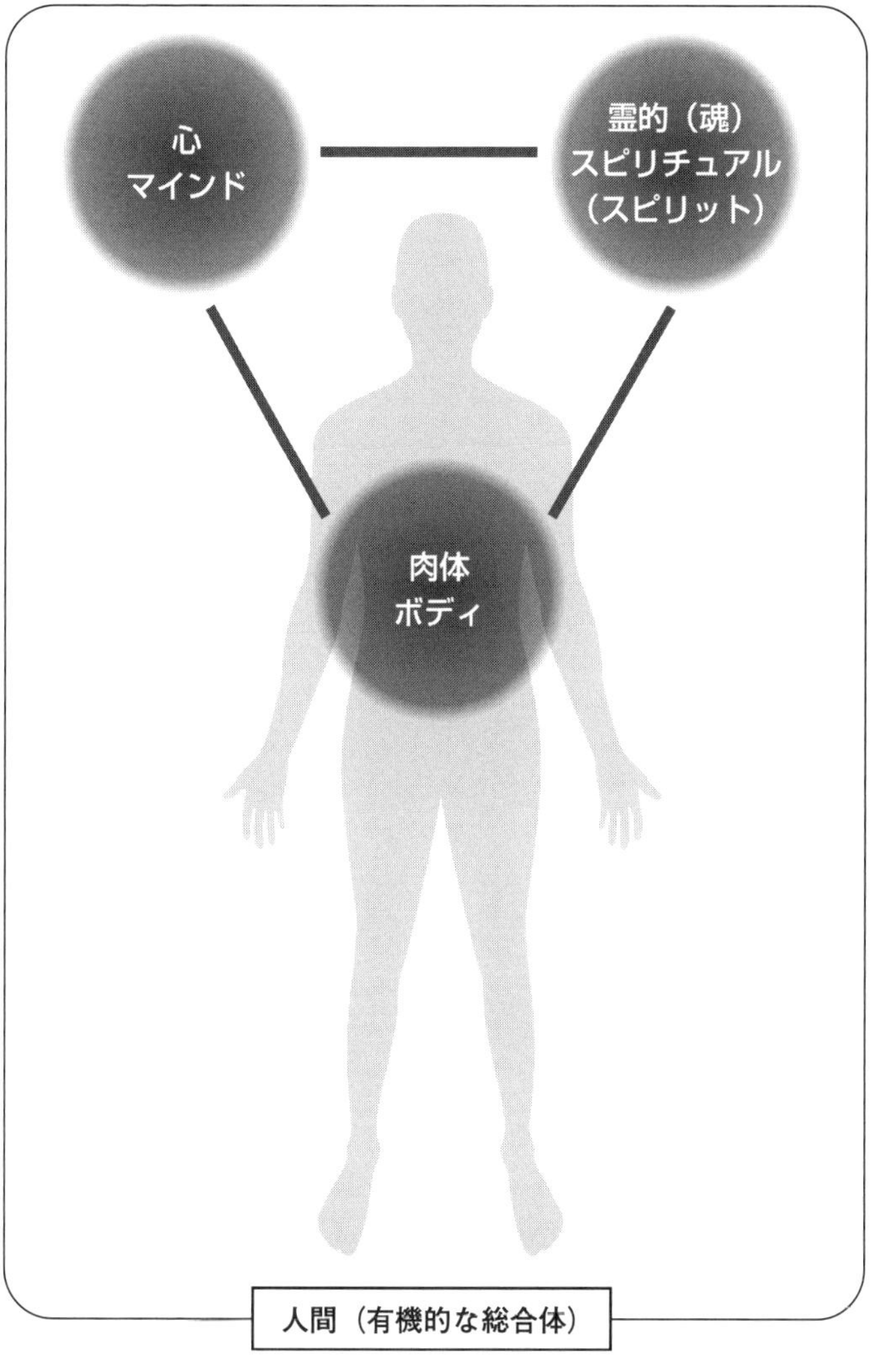

ならないのではないかと思うのです。

■病を治すのではなく「生命力を取り戻す」という発想

現代人が一般的に利用している西洋医学は、その知識とノウハウを、国や人種が違っても全世界で共通に活用できるように体系化された、便利で効率的なものと言えます。「普遍性・客観性・再現性」を有していることは、西洋医学の原則であり、科学的だと評価する基準になっています。

共通の認識と概念をベースに、正しい判断と決められた通りの手法を用いることで、誰が行っても、また誰に対しても、おおよそ同じ結果に導くことができるわけです。

目立った症状に応じて、一定の対処を得意とする西洋医学では、まず病名をつきとめることで、合理的に治療が進められます。同じ病気であれば、原則として同一の薬が使われ、スピーディに症状を抑えることができます。また、ウイルスや細菌の攻撃から身を守り、万一、発症しても被害を最小限に食い止められるのも、ワクチン接種という予防対策のおかげです。病気や怪我に対処するうえで、私たちは西洋医学の多大な恩恵を受けています。

「同じ症状に対して同じ治療を行う」ためには、「人間はすべて同じ」という考え方がベースになります。ですが実際のところ、判で押したように皆がまったく同じということはありません。

一人ひとり顔が違うのが当たり前であるように、体力や体格も違えば、持って生まれたエネルギーとしての生命力も、病気に対する感受性も異なります。からだの臓器や器官、細胞といったミクロな部分にクローズアップしていくほど、それぞれの違いは明らかですし、同じ薬を使っても神経細胞の反応は異なり、その効き目の現れ方にも違いがあるわけです。

「小宇宙」という言葉で表現される通り、神秘と謎に満ちているのが人体です。個としての人間も、常に新陳代謝を繰り返し、細胞は新たに変化し続けています。表面だけを見て病名ひとつで判断できるほど、私たちのからだと心は単純ではありません。医師が見つけた症状の裏側に、まったく別の病気が隠れていることはよくあることです。

「病は気から」という言葉にもつながりますが、感情の変化や意識のあり方は、自律神経やホルモン分泌、筋肉の動きに、ダイレクトに影響を及ぼします。

どんなに優秀なオリンピック選手でも、極度の緊張で筋肉が硬直すると、本来の実力が出せないことがあることからも、そのことが理解できます。自分が思う以上に、からだは内と外、つまり心と環境の両面から多大な影響を受けて敏感に反応しているのです。

東洋医学では「心身一如」を重視し、心とからだは一体であると考えています。心が健康で安定していれば、からだもエネルギーに満ちて健康です。しかし、感情のバランスが崩れると、その影響はダイレクトに臓器に伝わり、働きが阻害されます。

例えば、「怒り」が過ぎれば気が上昇して「肝臓」を痛め、「恐れ」が過ぎれば気が弱まり「腎臓」を傷つけるという具合に、心の乱れがからだの不調に直結します。心とからだをトータルに、バランスをとることが大切です。

この東洋医学が基本とするホリスティック（全体的）な考え方は、イキイキとした気の流れを取り戻すうえで、キーポイントになります。生命や人体の複雑で微細な世界を理解し、一人ひとりの個性や環境までも考慮して、からだ、心、魂のまるごとで人間を捉えることをしなければ、真の意味で健康法とは言えないでしょう。

その理想の一端をすでに実践しているのが、パウル・シュミット式バイオレゾナンスです。目に見える肉体だけでなく、目に見えない心と魂も含めた人間のすべてを対象として、生命をトータルに診ることを重要としています。だからこそ、表面的な症状を引き起こしている、その奥の何層にも渡るエネルギーボディにアプローチしていき、根本原因を探り出すことができるのです。

さらに、病気の症状が現れる以前に、気の流れにおいて不調和な部分を見つけ出して改善できる点が大きな特徴です。病気にならないために取り組む「健康法」として、非常に効果的だと言えるでしょう。

誤解がないようはっきりとお伝えしますが、波動による療法は、現時点の日本において、科学的にも西洋医学的にも認められておりません。

バイオレゾナンス・メソッドは、病気の治療を目指すものではなく、あくまでも本来の生命力が引き出されることを目的としています。病気の症状が改善されることや、健康が回復することは、生命力が向上した結果としてのひとつの現れと、パウル・シュミットは考えていました。

つまり、**「病気は"治す"ものではなく"治る"もの」**という考え方を基本としているのです。

西洋医学には、医薬品で症状を抑えたり、手術によって状況を改善するなど、即効性という利点があります。バイオレゾナンス・メソッドは、元々ある内なる治癒力を働きやすくするので、安全性の高さが利点です。どちらかひとつ選択するということではなく、両方の良さを認めて上手に利用できれば、私たちは様々な悩みから開放され、より健康的な人生を送れるのではないでしょうか。

■環境の変化に対して「自分で健康を守る」意識が大切

人類の歴史の中で、現代ほどありとあらゆる病気に悩まされている時代はないでしょう。地球の自然環境、住空間、農産物や食品、生活スタイルなど、取り巻く状況は急速に変化し、私たちはその影響を絶えず受け続けています。

日本では毎年、春先になると花粉飛散予報が出されるそうですが、それだけ多くの方が花粉症にかかっていて、国民的な関心事になっているわけですね。アレルギー疾患は、ドイツでもここ10年ほどで急増していますし、世界的にも増加傾向にある病気の代表と言えます。

現代はまさにストレス社会です。その中で、私たちは気づかぬうちに緊張状態に陥り、次第に免疫力や抵抗力が低下し、様々な機能が正常に働かなくなってきます。結果として、原因のはっきりしない痛みや不快感が現れてきたり、肩こりや腰痛が慢性化してしまうことになります。そして、その原因はストレスとして片づけられることが多いようです。

心とからだは密接につながっていますから、人間関係や人生の様々な問題を抱え、悩み続ければやがて心身のバランスを崩すことになるものです。近年、統合失調症や躁鬱病、パニック障害などと診断される人は、増加の一途をたどっています。

「現代病」という呼び名の通り、アレルギー疾患にしても、精神疾患にしても、30～40年前にはほとんど見られなかった病気です。また、血液や血圧、脳波を調べる病院の検査では異常がないのに、体調が優れず、健康が損なわれているケースも珍しくありません。

私たちにマイナスの影響を及ぼす要因として、電気製品から発生する電磁波、ホルムアルデヒドといった有害化学物質、食品に含まれる添加物など、身の回りにある様々なものが指摘されています。

また、地中に存在する水脈や断層、地磁気による放射帯も、心身にマイナスの影響をもたらすことがあると言われています。

振動医学では、これらの危険因子が複合的にからみあって、病気になるリスクが大きくなると考えているのです。

環境問題に対して敏感なヨーロッパ諸国では、家電品や携帯電話から生じる電磁波による副作用を「エレクトロスモッグ」と称して、その対策がかなり進んでいます。

とはいえ、同じ刺激の多い環境に身を置いていても、ほとんど影響を受けず健康な人もいれば、重い病気にかかってしまう人もいます。その違いは、からだに備わっている免疫力や治癒力が働くかどうかに左右されます。多くの人は、複雑にからみあった外的要因の負担を強く受け、本来の内なる力が働きにくくなっていると思われます。

自然治癒力が発揮されなければ、ますます健康状態が損なわれていきます。命の営みを司る生命エネルギーという循環が滞ってしまうこと、つまり総合的な生命力の低下こそ、現代人の病気が急増している一番の理由と言えるでしょう。

先進国の医療事情を知る私から見て、日本の皆さんの健康に対する意識の高さは世界のトップで、当然のように、保険制度の整備や医療水準の高さとも比例しています。いざ病気になった時は、すぐさま適切な医療サービスが受けられる、とても恵まれた環境に皆さんは暮らしていると言えます。

しかし、医療行政によって手厚く保護された環境ゆえに、病気になれば「医者が治してくれる」「薬を飲めば治る」というように、ある意味「人任せ」の発想に傾きがちな人が多いように思います。症状を消すという即効性を重視した、西洋医学の恩恵に預かってきた現代人の思考として当然かも知れませんが、できれば自己責任で「病気にならない」という選択が理想です。

社会が便利になるほど、健康を損なう危険性を持つものが増えている現状で、この先も私たちは環境からの負担を受け続けることは避けられないでしょう。だからといって、何もせず、みすみす健康被害にさらされるのもゴメンです。こんな時代だからこそ、自分の内側にある力を信頼し、「自分の健康は自分で守る」という意識を持つことが大切ではないでしょうか。

日常にパウル・シュミット式バイオレゾナンスを取り入れていただくことは、非常に有効な対策と言えます。スムーズに気が循環する状態をキープすることができたり、もし体調が優れないことがあっても、ブロックしている滞りの存在を見つけ出し、ブロックを外して生命力を取り戻すことができます。たとえ環境からの負担を受け続けたとしても、病気になる危険度をぐんと減らせるはずです。

西洋医学の医師が評価するバイオレゾナンス・メソッド

ここまでお読みいただいて、「パウル・シュミットのドイツ波動健康法とは、一体どのようなスタイルで、どのようなことをするのだろう？」と興味が広がっている方もいらっしゃることでしょう。とはいえ既存のあらゆる療法とは異なるわけですから、なかなかイメージすることが難しいと思います。

パウル・シュミット式バイオレゾナンスの実態を知っていただくには、最前線のクリニックを見ていただくのが一番です。誌面でどこまで伝わるかわかりませんが、ドイツ振動医学推進協会のメンバーでもある、エルマー・ウルリッヒ氏のクリニックの様子を紹介することにしましょう。

ウルリッヒ氏は、初期の頃から振動医学の様々な研究に貢献してきた医師のひとりで、協会の中心的な役割を担ってきた人物です。西洋医学のドクターとしての豊富な知識と経験が、振動医学における実質的なプログラムの構築にも役立てられてきました。

ドイツ南西部ハイデルベルク市郊外、緑豊かな田園都市ライメンにウルリッヒ氏のクリニックはありません。白木を使った建物は、とてもクリニックとは思えないモダンで落ち着いた雰囲気の佇まいで、まるでリゾート地のペンションのよう。しかし、ここがクリニックである証拠に、入口の看板には「一般内科」「**自然療法**」（P44参照）と表記されています。自然療法とは、もちろんパウル・シュミット式バイオレゾナンスです。

建物の中に入ると、外観から受けた印象通りのリラックスした雰囲気が広がり、一般病院で当たり前の医療器具も見当たらなければ、薬品の臭いもしません。5室ある治療室はいずれも6〜8畳ほどの白木で統一されたウッディな空間で、窓から陽光が差し込み、まさにペンションの一室を思わせます。そこに置かれているのは、診察台ではなく、座り心地のいい木製チェア。このチェアこそ、患者さんがバイオレゾナンスのトリートメントを受けるためのスペースです。

チェアの背もたれに掛けられた長方形のシートはディテクタと言って、接した背中から患者さんのからだに波動を送る役目を果たします。そこからコードが、傍らに置かれたバイオレゾナンス実践機（専門家向きの最上位機種）につながっています。

この見た目は小型プリンターのような四角いマシンが、パウル・シュミット式バイオレゾナンスを実践する司令部になります。このマシンで選んだ周波数の波動が、コードを伝わってディテクタに送られると、患者さんはリラックスして座っているだけで、波動を通して気の滞りが解消され、生命エネルギーの流れが整えられていくというわけです。

「医師や治療家はからだに触れもしないのだろうか？」

「痛みや副作用はないのだろうか？」

「本当に座っているだけで、からだが良い方向へ向かうのだろうか？」

皆さんの心に浮かぶ様々な疑問が、私の耳元まで届きそうです。ここは、ウルリッヒ氏の言葉で説明してもらいましょう。

「パウル・シュミット式バイオレゾナンスでは、いわゆる触診というものを必要としません。我々振動医学の専門家が行うのは、センサーで滞りを見つけ出す波動測定（波動チェック）と、それに応じてブロックを外すための波動調整ということになります。もちろん事前にカウンセリングを行い、患者さんの自覚症状、生活習慣などについて伺いますが、それだけで判断することはありません。

何よりセンサーを使った〝波動チェック〟が重要になります。これは、特定の周波数の波動に対して共鳴があるかどうか、センサーの先端の反応を見ながら調べていく方法です。滞りに共鳴が見つかれば、病気を引き起こした根本原因を明らかにできるのですが、それだけでなく、ご本人が自覚するより先に、エネルギー的な異常を見つけることもできます。

バイオレゾナンスが健康法として非常に有効だと言えるのは、この点にあります。肉体に病気の兆候が現れたり、数値的な異常が出てくるよりもずっと前の未病の段階で、エネルギーボディに現れる異変を捉え波動的に対処することで、病に至らずに済むわけです。

私の場合、精神的なストレスに対するケアを重視し、カウンセリングと波動チェックに、30分~1時間程、時間をとります。その後の波動調整の時間は、症状によって多少違いはありますが、平均すると1回30分程度です。その間、患者さんは本を読んだり眠ったり、音楽を聴いたりと、個々にリラックスした時間を過ごします。

電気を使うわけではないので、痛みもなければ、電磁波の持つマイナスの影響を受けることもありません。用いられるのが波動という自然界の気の波だけですから、副作用や医療ミスといったことも起こりません」

現代医学の医師でもあるウルリッヒ氏ですが、いわゆる西洋医学的な処置や薬を用いることはほとんどせずに、バイオレゾナンス・メソッドで対応しています。

「この方法で充分だからです。むしろ、一般的な治療でなかなか改善しないケースにも、バイオレゾナンスのハーモナイズ（波動調整）を行うと、確かな効果が見られることが多いのです。あらゆる病気は、エネルギーの滞りが原因です。医師である私にできるのは、エネルギーの滞りを取り除くことだけです。そうすれば、患者さんは本来の生命力を取り戻し、自ずとその方のからだに必要な自己調整ができてきます。

私の場合、初めに行う波動チェックの結果を基に、その方に必要な波動調整のメニューを構成します。症状だけ見て対処する画一的な治療ではなく、一人ひとりのからだと心、オーラも含めたトータルな状態を調べ、必要とする波動を共鳴させる、いわばオーダーメイドのトリートメントを実践しているわけです。

当クリニックにおける患者さんのアレルギーの治癒率は85パーセントです。残念ながら、すべての病気が改善するとは言い切れないのが事実ですが、現状より生命力が引き出されるというだけでも、試す価値は充分あります。実際、西洋医学の治療とバイオレゾナンスを併用することで、からだの機能の回復が早まり、スピーディーに健康を取り戻すことができます」

振動医学に取り組む医師たちは、エルマー・ウルリッヒ氏のように、病を抱えた患者さんたちの悩みに誠実に向き合う、思いやりに満ちた方々です。苦しむ人々をなんとか救いたいと心から願い、西洋医学とパウル・シュミット式バイオレゾナンスを上手に併用しています。

まとめ

『パウル・シュミット式バイオレゾナンスで考える健康とは』

●健康とは、生命エネルギー（気）の流れに滞りがなく、全身隅々にまでスムーズに循環している状態、エネルギーボディのバランスが整っている状態をいう。

●気の流れにブロッケード（滞り）が生じると、自然治癒力が働きにくくなり、健康が損なわれていく。

第１章／用語解説

P.19／**オーラ**……人体から発散される霊的なエネルギーのこと。人物や物体が発する、独得な雰囲気のこともそう表現する。

P.19／**プラーナ**……サンスクリット語で、気・エネルギー・生命力、呼吸、息吹などを意味する（日本語では「気息」と訳されることが多い）。

P.23／**経絡**……経は経脈（縦の脈）を、絡は絡脈（横の脈）を表し、古代中国の医学において、人体の中の気血榮衛《えいえ》（気や血などといった生きるために必要なもの、代謝物質のこと）の通り道として考え出された。

P.27／**スピリチュアル**……一般的には精神的な、霊的なものという意味として使われる。元々は黒人霊歌（ブラックスピリチュアル）、白人霊歌（ホワイトスピリチュアル）、福音賛美歌（ゴスペルソング）などの総称。

P.39／**自然療法**……本来人間が持っている「健康になろうとする力＝免疫力」を高め、心身のバランスをとる予防医学的な特長を持つ療法。具体的には、食物や運動、温熱、ハーブ、各種の栄養素、鍼灸、アロマセラピーなどを用い、「ナチュロパシー:naturopathy」とも呼ばれる。

第2章

共鳴現象を生体に応用したバイオレゾナンスのメカニズム

振動医学の由来〜「振動」とは「波動」であり「波」である

さて、この章では、パウル・シュミット式バイオレゾナンスについて、具体的にお話していきたいと思います。

バイオレゾナンスは、日本語に訳すと**「生体共鳴」**となります。

私たち人間や動物の生きているからだは、肉体とエネルギーボディからできています。エネルギーボディの気の流れに滞りがあると、特定の周波数で共鳴が見られます。パウル・シュミット式バイオレゾナンスを理解していただくには、まず「波動とは何か？」という説明からしていかなければなりません。

パウル・シュミットが名づけた**「振動医学」**の「振動」とは、イコール波動のことです。ドイツ語では、厳密に「振動」を意味する［Schwingung］という言葉を使います。これは、あらゆる物体が持つエネルギー的な振動のことであり、その振動は「波」となって連続して伝わることから、「波動」とも表現されます。

念のため、日本のポピュラーな辞書で波動の意味を調べてみたところ、「振動が波のように連続して伝わる現象」（三省堂国語辞典）、「単に波とも呼ばれ、波のうねるような動き全般のこと」（大辞泉）と説明されています。

また、物理学や量子論の世界では、「波動関数」「波動力学」というように、よく使われるようですが、岩波書店刊の『理化学辞典』には、シンプルに「波動＝波」と書かれています。

中医学の気功治療や鍼治療を受けたことがある方、また**気功**（Ｐ74参照）や**ヨーガ**（Ｐ74参照）を実践している方ですと、「気」と共通するものとして「波動」の理解が早いようです。

しかし、大半の方は「よくわからないもの」という感覚です。五感を主体に生きている私たちは、見たり聞いたり触れたりして判断することに慣れていますが、波動は目に見えず触れることもできないため、存在そのものを具体的に受け止められません。

五感で捉えることができない波動は、科学的な検証や実験では解明されず、「非科学的なもの」という認識で通ってきてしまったわけです。

その根強い固定観念が、新たな知識や情報に出会う機会を阻んでしまうとしたら、とても残念なことだと思います。

波動を用いて気の流れを整えるパウル・シュミット式バイオレゾナンスが、現代の標準的な医学によって認められていないことは、科学的とする概念に当てはまらないわけですから、仕方のないことだと言えます。

けれども、さらに超微細なエネルギーの研究が進み、波動の性質や法則が明らかになれば、パウル・シュミット式バイオレゾナンスが私たちの生命エネルギーにどのように働きかけ、いかに健康へ導くのかといったことも、いずれ科学的に証明される日が来るのではないかと思うのです。

■量子論の父、マックス・プランクが残したメッセージ

波動というミクロな世界の研究は、いまや花形の学問と言われる、「量子力学」の分野になります。簡単に説明すると、「量子力学」とは「物質を分子→原子→電子→素粒子と追究していって、ミクロの世界の成り立ちを解明していく学問」です。

あらゆる量子論の出発点とされるのが、「量子論の父」と呼ばれ、ノーベル物理学賞を受賞しているドイツ人物理学者、マックス・プランク（1858〜1947年）の「エネルギー量子仮説」です。

『すべては振動であり、その影響である。現実には何の物質も存在しない。すべてのもの、各々のものは、振動から構成されている』

マックス・プランクは、その後の量子力学の研究に影響を与えました。「神と自然科学」というテーマで講演した際に、彼は自身のことを「自然の探究者」と称して、次のようなメッセージを残しています。このメッセージが、パウル・シュミットにも感銘を与えたのです。ぜひ、皆さんにもご一読いただければと思います。

「皆さん、事物に即した科学と物質の研究に一生を捧げた物理学者として、空想家と見なされることに私自身疑いはありません。

そして、私が原子について研究をした後でこう言います……実際のところ物質は存在しないと。

あらゆる物質はただひとつの力によって生じ、そして存在しています。その力とは、原子を振動させ、そしてそれを宇宙で最小の太陽系にまとめています。

しかしながら、この宇宙には知力の優れた力や永遠の力は存在しません。ですから熱望された（理論的に不可能な空想上の）永久運動を発明することは、人間には成功しませんでした。その結果として、私たちはこの力の背後に、私たちが意識している知力の優れた精神を受け入れる必要があります。

この精神は、あらゆる物質の根源です。目には見えないが、しかし（永続せずに）過ぎ去る物質が実体のある、（架空のことではない）本当の本物なのです。というのは、物質は精神なくしてはまったく存在し得ないからです。そうではなくて、目には見えない、不滅の精神が本物なのです！

しかし、精神も実際のところは存在しません。そうではなくて、それぞれの精神はひとつの本質の一部であるから、私たちはやむを得ず、精神の本質を受け入れなければなりません。しかしまた、精神の本質はそれ自身に由来するわけではありません。そうではなくて、創造されるべきものです。

ですから、私はこの謎に満ちた創造主を、数千年も前からこの地球のあらゆる文明民族が呼んでいたように、「神」と名付けることをはばかりません。こうして物質に関わり合う物理学者は、物質世界から精神世界へ来ることとなります。こうして私たちに課せられた仕事は終わり、私たちは、私たちの研究を哲学者の手に渡さなければなりません」

■この世のすべてのものは固有周波数を持つことに着目

「すべてのもの、各々のものは、振動から構成されている」というプランクの言葉通り、あらゆる物質は振動しています。光や電波、音波のような、規則正しい周期の波には、必ず振動する際にそれぞれ固有のリズムがあります。同じ物質であれば、必ず同じ周期で振動しているというのが、波動の特徴です。

波の周期を数値で示したものを「周波数」と言い、1秒間に1回の振動数を1ヘルツという単位で表します。

例えば音の場合、人が耳で聴くことができる音の周波数は、20から2万ヘルツの範囲とされ、音階の"ラ"の標準音は440ヘルツと決められています。家庭で使用される電気の電流も、周波数が定められていて、ドイツは50ヘルツ、日本の場合は東日本が50ヘルツ、西日本が60ヘルツとなっています。

量子力学というミクロの世界の研究が進み、あらゆる波動の「周波数」も明らかになりました。波動の数値化を果たしたことで、人類は新たなテクノロジーを手に入れることができたと言えます。電子の性質を半導体やコンピュータに応用して誕生したのが、多彩な

［図②　ヘルツの波］

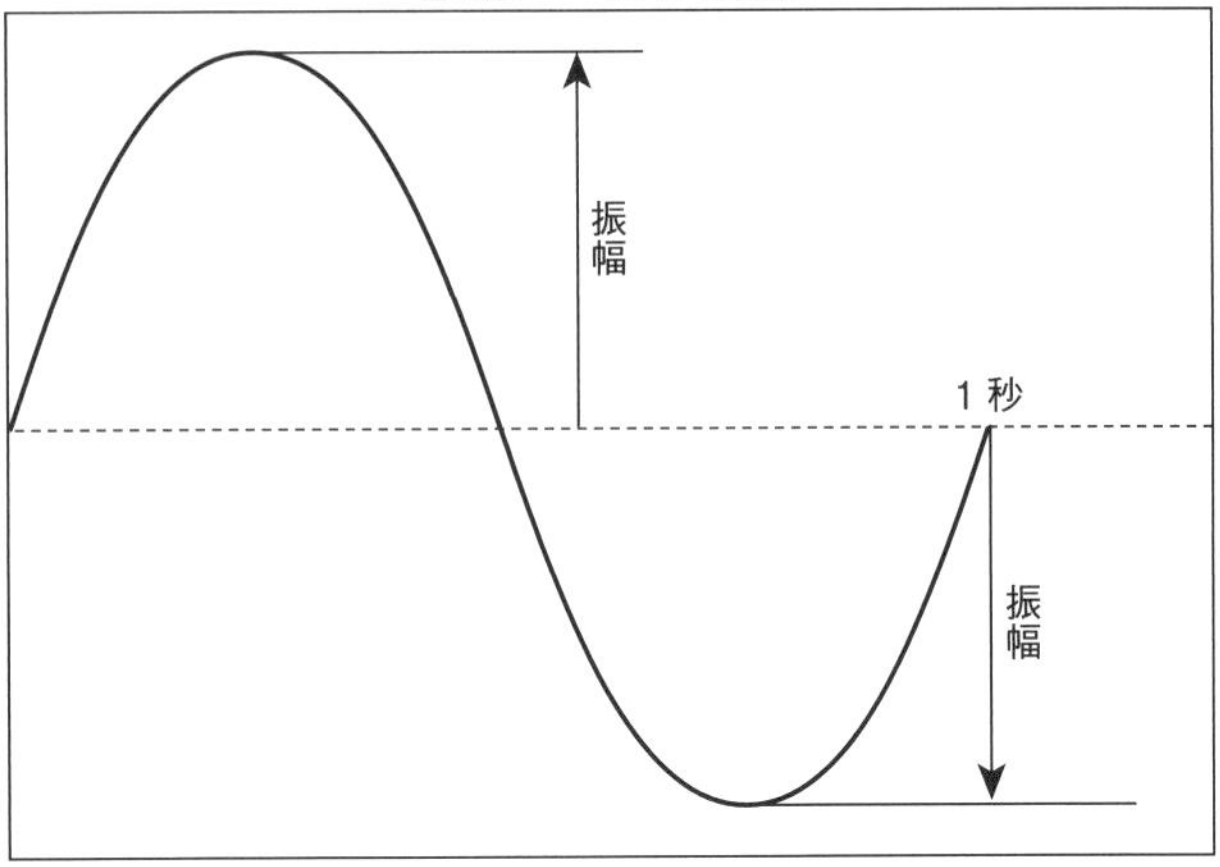

電子機器や情報機器、通信ネットワークです。テレビ放送に使われる電波周波数（地上波デジタル）は、４７０～７７０メガヘルツと決められています。携帯電話の電波周波数は、８００メガヘルツ帯や2ギガヘルツ帯というように、ネットワークや事業者別に使用できる範囲（周波数帯域）が割り当てられています。

テレビ、携帯電話、パソコンなどは、もはや現代の暮らしに欠かせません。それらのツールを使えば、世界中の人々と、さらには宇宙ステーションに滞在する宇宙飛行士とも、瞬時にコミュニケーションができる時代となっています。

太陽から注がれる紫外線や赤外線などの

光波、電気製品から生じる電場・磁場、レントゲン撮影に使われるX線といったものも、電磁波として認識される波動です。超音波モニター、内視鏡、CTスキャン、磁気共鳴画像装置（MRI）など、次々と生まれる新技術が、細部に渡る病巣の発見や治療に役立てられてきました。

このように、量子力学という最先端科学の応用研究が、様々な製品の開発につながり、近代社会の飛躍的な発展と、便利で豊かな私たちの暮らしの実現に貢献してきたことは間違いありません。

「周波数」は、波の違いを表すものです。パウル・シュミットは、どのような波動にも固有の周波数があること、つまり周波数で波動を区別できることに、ひとつのヒントを得ました。

「すべての物質にそれぞれ固有周波数があるなら、私たちの人体を構成する臓器や神経にも、それぞれに関係する周波数があるに違いない。人体に存在するあらゆる波動を周波数として数値化できれば、ラジオやテレビの電波のように、波動も自由に取り扱うことができるのではないか」

パウル・シュミットはそう考えました。周波数を特定することで、波動を「扱えるもの」「利用できるもの」にしたのです。これが後に「バイオレゾナンス・メソッド」へと発展していくわけです。

■パウル・シュミットが開発のヒントを得たダウジング

医療とはまったく異なる発想の「バイオレゾナンス・メソッド」を生み出したパウル・シュミットは、エンジニアであり、医師でも治療家でもありません。世界的に有名な掘削マシンの製造会社、トラクトテヒニーク社を創業した人物です。

１９２２年、レネシュタット市内のアルテンフンデムという町に生まれたシュミット。子どもの頃からものづくりのセンスとアイディアにあふれ、発明家として生涯３００以上もの特許を取得する活躍をしただけでなく、起業家・実業家としても成功を収めました。確固たる地位と名誉を築きながらも、それに奢ることなく積極的に慈善事業に取り組み、社会に貢献し続けたことは、彼の人間性の素晴らしさを物語っています。

何を隠そう、私もレネシュタットの出身です。人口４５００人ほどの小さな町ですから、地元の名士として人々の尊敬を集めていた彼のことは、子ども時代から知っていました。後に私がバイオレゾナンスと出会い、こうして関わることになったのも、同郷の縁を感じずにはいられません。シュミットが半生をかけて取り組んだバイオレゾナンス・メソッドを、世に広めていくことの使命と意義の大きさを、日々実感しています。

医療の専門家でもない人物が、どうして革新的とも言える振動医学の礎を築くことができたのでしょうか。もちろん彼が、天才的な発明家であったことは間違いありません。そして、人一倍、粘り強い探究心を持ち、研究熱心で努力家でもありました。

彼の活動の柱となったのは、「世の中の役に立ちたい」「人を幸せにしたい」という想いだったようです。生まれ故郷の社会福祉に広く貢献し、晩年イギリスに渡って、72歳でこの世を去るまで、生活に困窮している人々や恵まれない子どもたちを助ける

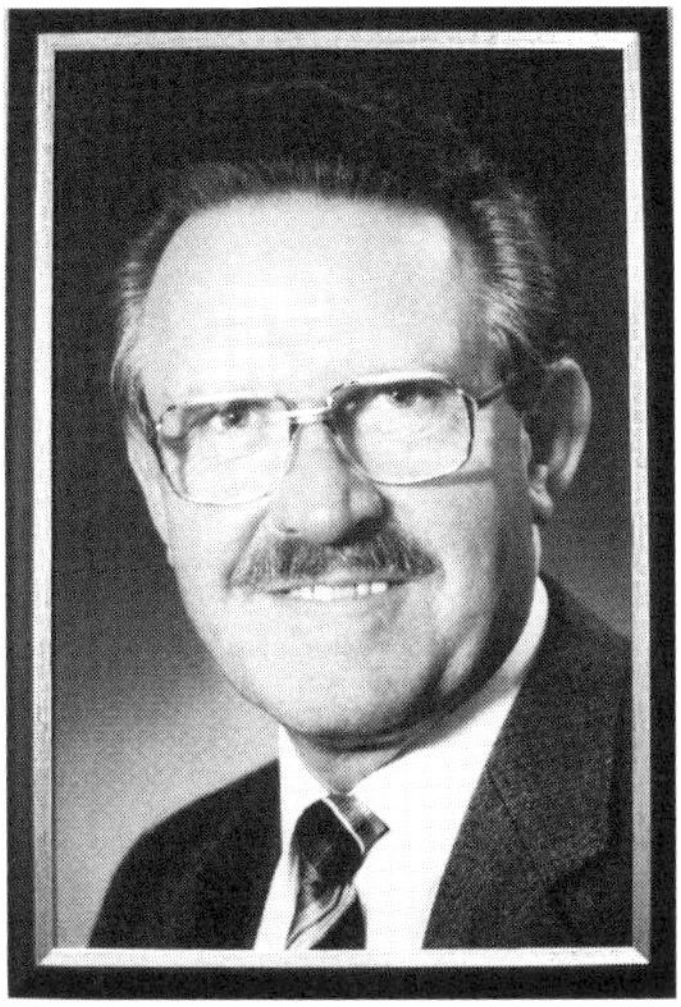

パウル・シュミット

活動を続けたほどです。「病気で苦しむ人たちを根本から癒し、健康的な人生を取り戻してもらいたい。すべての人が持って生まれた生命力を充分に活かして、幸せな毎日を送ってほしい」と、そんな願いを常に抱いていたのでしょう。

シュミットが「波動」の研究に向かうきっかけは、掘削エンジニアとして働いていた頃にありました。土地の掘削作業には、掘る位置を決めるにあたって、地下にある断層や水脈を避けるため、その有無を事前に確かめる必要があります。そこで、「ダウジング」という方法で調査していました。

ダウジングとは「放射感知術」とも呼ばれ、地下の水脈や貴金属の鉱脈など、地表に現れていないものを探し出すために古くから用いられてきた手法です。L字型やY字型のロッド（またはペンデュラム）を手に持ち、地面にかざしながら歩くと、地下に水脈や鉱脈がある場所ではロッドが動いて、その存在を教えてくれるというものです。

ロッドがなぜ動くのか、そのメカニズム自体は科学的に証明されていません。けれども、この章でお話ししているテーマである「振動」、つまり「波動」の影響だと考えられます。

周波数で波動を選び送り出せる波動送波器の誕生

波動という目に見えない世界を探究する中で、パウル・シュミットが着目したのが「共鳴」でした。波が伝わる際に起こる特徴的な現象として、同じ周波数（固有周波数）の波が重なると、振幅が急激に増大するようになります。これが「共鳴」という現象です。

皆さんもかつて、理科の授業で学んだことがあるはずです。理科の教科書には、「振動体が、同じ振動体の刺激を受けて、振幅が増大すること」、あるいは「ある物体（A）の振動エネルギーが、別の物体（B）に吸収され、その物体（B）が共振する現象」といった解説があります。

この共鳴現象を実際に確かめるために、最もわかりやすい例として、音叉の実験が行われます。日本の小学校でも、おそらく同じ方法がとられるものと思いますが、ここで簡単に振り返ってみましょう。

楽器のチューニングに用いる音叉は、叩くとU字型の金属が震えて音を響かせるもので、振動数によって決まった高さの音が出るようになっています。実験では、同じ振動数

（波長）を持つ2つの音叉を並べ、一方を叩いて音を出すと、振動エネルギーが空気を伝わり、もう一方の音叉も自然と鳴り出します。また、2つの音叉を同時に叩くと、音の波が重なり合って、響きの度合いが大きくなります。これが共鳴という現象です。

実は、人と人との関係においても、共鳴現象を見ることができます。何気なく「あの人とは波長が合う」「気が合う」ということがありますが、一緒にいてお互いが心地よく、安定した関係が築けるというのは、相手と自分との波動が共鳴している状態です。人や物との出会いも、波動の共鳴によって引き合っていると言えるのではないでしょうか。

シュミットは、「共鳴」にヒントを得て、この共鳴現象を調べることで、波動の周波数が同じであるかどうか（波動的に同じ性質を持つかどうか）を、シンプルに判断したのです。

「すべての物質が持つ波動は、共鳴現象を捉えることで、同一の波の周波数を調べられるのではないか」

1970年代前半、シュミットはそう考えたのです。生来の明晰な頭脳、緻密な思考と鋭い直感力を基に、彼は独自の研究に没頭していきました。自身が描いた青写真を、着実に現実化していったのです。そして数年後には、周波数を発生する機器を完成させ、最初の実験に着手しています。ただしこの段階では、カバーできる周波数の幅が限られ、操作も複雑で、まだまだ実用的とは言えませんでした。

よりシンプルでわかりやすく、誰もが使えるものになるよう、シュミットはハードとソフト両面で改良に改良を重ねていきました。特に、特定の周波数を出力するための特殊なアンテナシステム、「レゾナンズ・モジュール」の設計に力を注ぎました。

そして１９８５年、周波数を選んで波動を自在に送り出せる、革新的な「波動送波器」を完成させたのです。波動送波器第1号「サノトロン」を経て、現在のような扱いやすい波動送波器に進化しています（現在は、「バイオレゾナンス実践機」という呼び方が浸透しています。本書では、「波動送波器」と「バイオレゾナンス実践機」という2通りの表現が登場しますが、基本的に同じものを指しています）。

エンジニアでもあったシュミットは、試行錯誤の末に、デジタル目盛り（0〜99・99）で周波数を選び出す仕組みを考案しました。彼が開発した波動送波器は、宇宙に満ちている波動の中から、指定した周波数の波動を選んで送り出せるというのが、一番のポイントです。

この波動送波器は波動を送るうえで、電気をいっさい使いません。従って、電磁波の負荷をからだに受ける心配もありません。この機器が新たに波動を作り出したり、生み出すわけではないのです。

健康法としてのバイオレゾナンスには2つの方式があります。ひとつは「加工方式」と言われるもので、微弱な電流をからだに流します。加工した逆位相の「反転波」を利用した方法です。

もうひとつは「自然方式」と呼ばれ、人工エネルギーである電気を使わず、自然界に存在する波の中から、被験者が必要とする周波数を選択して、からだに働きかけます。パウル・シュミット式バイオレゾナンスは、この自然方式に入ります。

道具は使いますが、パウル・シュミット式バイオレゾナンスではホリスティック（肉体と魂、精神の総体）にアプローチするのでドイツでは「自然療法」の中に入ります。

この宇宙には元々、ありとあらゆる波動が溢れていますから（マックス・プランクの「すべては振動である」という言葉を思い出してください）、それをうまく利用できればいいわけです。

具体的には、まず目盛りで必要な波動を選び出してセットします。すると、内蔵された特殊合金のアンテナ（レゾナンス・モジュール）が、大自然に存在する様々な波動の中から、選んだ周波数の波だけを拾い出します。

レゾナンス・モジュールは、あらゆる方向の波動をキャッチしやすい円形で、回転式になっています。モジュールがキャッチした波動は、波動送波器に接続されたディテクタ（ベルト状またはシート状）に伝わり、そこから送り出される仕組みです。

波動（気の流れ）は、電気と同じように電線を通って流れることが分かりました。また、波動送波器が完成したことで、ありとあらゆる物質の周波数を、より正確により簡単に調べることも可能になったのです。

実際のところ、シュミットや多くの医師、治療家、研究者たちが取り組んだ測定作業によって、すでに多数の物質の周波数が確定されています。

私自身、実際にそれを使ってみて、マシンの精巧さに驚かされました。様々な物質の波動を調べてみると、シュミットの測定値とぴったり一致します。周波数として数値化した波動を、自由に選んで引き出せるというのは、波動送波器による測定の「普遍性・客観性・再現性」を証明しています。それは科学の分野においても、充分に評価すべき対象と言えるものです。

目に見えず、その存在の確信すら難しいとされてきた波動を、周波数として数値化できたことで、誰もが「扱えるもの」「利用できるもの」として実用化したシュミット。これが、バイオレゾナンス・メソッド（生体共鳴法）という新しい方式の誕生につながっていきました。

■生体の共鳴反応を応用したシュミットと医師たちの功績

波動の特性である「周波数」と「共鳴」をヒントに、画期的な波動送波器とその検知部であるセンサーを発明したパウル・シュミット。彼はこれらを使って、私たちのからだの状態、健康を左右する気の流れを調べようと試みます。

人体の個々の器官や細胞は、固有の波動（振動）を持っています。細かく言えば、肉体を構成している目、鼻、耳などの器官、脳、心臓、胃、腸などの臓器、筋肉や骨、髪や皮膚、爪の細胞一つひとつが、固有の周波数で振動しているのです。人のからだが発する波、生命力としての波動においても、音の波と同じように共鳴という現象が起こるはずです。

[図③　元素の周波数]

原子番号	元素名	元素記号	周波数
1	水素	H	69.25
2	ヘリウム	He	56.00
3	リチウム	Li	40.75
4	ベリリウム	Be	49.25
5	ホウ素	B	70.75
⋮	⋮	⋮	⋮
13	アルミニウム	Al	51.25
⋮	⋮	⋮	⋮
24	クロム	Cr	35.00
⋮	⋮	⋮	⋮
27	コバルト	Co	37.00
28	ニッケル	Ni	43.25
⋮	⋮	⋮	⋮
33	砒素	As	71.25
⋮	⋮	⋮	⋮
46	パラジウム	Pd	44.00
⋮	⋮	⋮	⋮
48	カドミウム	Cd	69.75
⋮	⋮	⋮	⋮
80	水銀	Hg	94.25
⋮	⋮	⋮	⋮
82	鉛	Pb	49.00
⋮	⋮	⋮	⋮

※表に示されている数値は、いわゆる基礎数値を表わし、十進法でゼロからギガヘルツ領域以上までのすべての周波数領域において共鳴します。たとえば 40 という数字は、40 キロヘルツ、40 メガヘルツ、4 ギガヘルツ、さらに 40 ギガヘルツを表現します。

「人のからだを流れる生命エネルギー（気）の波動は、それぞれの器官、組織、働きなどによって固有の周波数がある。共鳴という現象を利用することで、それぞれの波動の周波数を調べることができる。さらに、気の流れが安定しているかどうかを、知ることができる」

シュミットはこのように仮説を立て、「バイオレゾナンス（生体共鳴）」の基本原理を築いたのです。

この考え方に基づいて、シュミットに協力した医師や治療家たちは、人間のからだ（エネルジェティック・フィールド）が放っている波動を、波動送波器と専用センサーで共鳴現象をたどりながら、つぶさに測定していきました。

その結果、頭のてっぺんからつま先まで、からだの多くのパートを、0・25および0・1刻みで0〜100までの数値に特定することができたのです。臓器、チャクラや経絡（ツボ）など、全身のあらゆる部分の基本周波数をつきとめて数値化しています。

しかし、私たちのからだというのは、60兆個の細胞が正確なサイクルで連携し合い、生命活動を営んでいます。ひとつの臓器のコントロールを、たったひとつの周波数だけが担当しているということではありません。いのちの完璧なトータルシステムで成り立っていますから、単体の固有周波数のみで扱うことは、あまり意味がないわけです。

様々な病気の患者さんと向き合っていた臨床医たちが試みたのは、波動送波器とセンサーを使って、クライアント一人ひとりの波動を調べることでした。どのような症状がある時に、どの周波数で共鳴が起こるのか、詳細なデータを集めるようにしたのです。

クライアントによっては、症状がひとつとは限りませんし、治療の経過に応じて測定される周波数も変化してきます。一人ひとりの経過も含め、膨大なデータを収集することで、様々な分析と検証を重ねました。そうしてわかってきたことは、「同じ症状を訴えるケースで、共通した周波数が見られる」ということでした。

シュミットはこの周波数を、からだの様々な器官や臓器が持つ本来の周波数ではなく、気の流れの滞り（ブロッケード）の周波数であると解釈しました。

ここを正しく理解していただきたいのですが、臓器の基本周波数として示される数値（例えば、心臓は40・00、胃は73・00、腎臓は54・00……）が、その臓器のエネルジェティックフィールド（生命エネルギーが流れる場）にブロックがある時に、必ず見つかる波動の周波数なのです。

さらに調査を重ねていくと、その時点で、病気の症状や体調不良を自覚することがいっ

［図④　エネルギェティックブロッケードがある臓器の周波数の例］

胃	73.00	子宮	88.00
心臓	40.00	前立腺	19.50
肝臓	56.00　56.25	胸腺	69.00　79.00
腎臓	54.00	大腸	61.00
膵臓	26.00　52.00	神経	25.00

さいないにも関わらず、気の滞りの周波数に共鳴がみられるケースが出てきました。この結果は、すでに気の流れのどこかに、滞りが生じていることを示しています。

これについてパウル・シュミットは、次のように説明しています。

「自分たちが見つけ出した波動は、肉体という"粗大なからだ"ではなく、"微細なからだ"の状態を教えている。つまり、肉体が病む前に、気の流れであるエネルギーボディに、波動的な兆候が現れると言える」

言い換えると、"微細なからだ"のエネルギーボディに何らかのトラブルが生じると、それが引き金となり、後になって”粗大なからだ“の肉体に様々な病気や症状が現れてくるというわけです。エネルギーボディに現れるトラブルとは、全身を循環する気がどこかで滞っている状態です。シュミットはこれを、**「エネルジェティック・ブロッケード（気の流れの滞り）」**と呼びました。

その後の多くの臨床データから、病気の症状が現れるプロセスについて、「本来の健康的なバランスが崩れると、肉体より先にエネルギーボディが病む」と結論づけています。

■バイオレゾナンスによって気の滞りが解消する

パウル・シュミットが、バイオレゾナンス理論を着想するうえで、健康の概念のヒントを得たのは、数千年の歴史を持つ中医学の知恵でした。

気が全身の経絡をスムーズに安定して流れている状態が健康であり、どこかが滞って気がスムーズに流れなくなると健康が損なわれ、心身の不調や病気が発生しやすくなるという考え方を、そのままバイオレゾナンス理論に取り入れています。

中医学には、「未病先防」という考え方があります。病気に発展する前にその原因を取り除いて予防しようという発想です。

この考えに共感したシュミットは、病気になった後で対処するのではなく、「パウル・シュミット式バイオレゾナンス」として、病気にならないために誰もが利用できる形にすることを目指したのです。

私たちのエネルジェティック・フィールドのどこかが健全に機能しなくなると、特定の周波数で共鳴が見られます。これは、いわゆる「気の滞り」の波動だと考えられています。症状として表面化する前の段階で、気の流れの滞りを見つけて解消できれば、それだけ健康の回復も早くなります。未病の段階で対処できることこそ、パウル・シュミット式バイオレゾナンスの最大のメリットであり、万人向けの健康法として役立てられるゆえんです。

波動送波器とセンサーを用いて、からだの状態を調べることを「波動チェック」と呼んでいます。循環する生命エネルギー（気の流れ）の状態を調べ、どこかに滞りが生じていないかを調べるのが、波動チェックの目的です。

その際、滞りがあるかないかは、先に説明した通り、センサーの先端の動きで明確に判断できます。ある波動を送波した際に、もしエネルギーボディの中に、それと同じ周波数のブロッケード（滞り）が存在していたら、必ず共鳴が起こるのです。

エネルギーがスムーズに流れて安定している時は、円を描くように回転するのに対し、エネルギーの流れが滞り不安定な状態の時は、縦か横に直線的な動きで振れます。

ある周波数に共鳴する気の滞りが見つかったら、そのまま波動を送り続けていると、自動的に次のステップに進んでいきます。気の滞りを発見した周波数の波が、気の滞っている部分に共鳴現象を引き起こし、次第にブロック（滞り）が外れていきます。気の滞りが解消されて、本来のスムーズな状態に整っていくのです。このように、エネルギーボディの状態を整えることを、**「ハーモナイズ（波動調整）」**と呼んでいます。

エネルギーボディの状態が変化する様子は、センサーの先端の動きで確認します。センサーの直線的な動きには2つのタイプがあり、横に振れる場合の方が、一般的にエネルギーの滞りが深いと判断します。そのまま波動を送波していると、動きが縦の振れに変わります。さらに続けていると、最終的に回転する動きへと変化します。この回転運動は、滞りがきれいに解消されて、気の流れが安定したことを意味します。

「なぜ回転なのだろう？」と疑問に思う方に、ひとこと説明をしておきましょう。

シュミットは全身の気の流れる様子を調べ、健康な状態の時、チャクラで生命エネル

[図⑤　波動チェック]

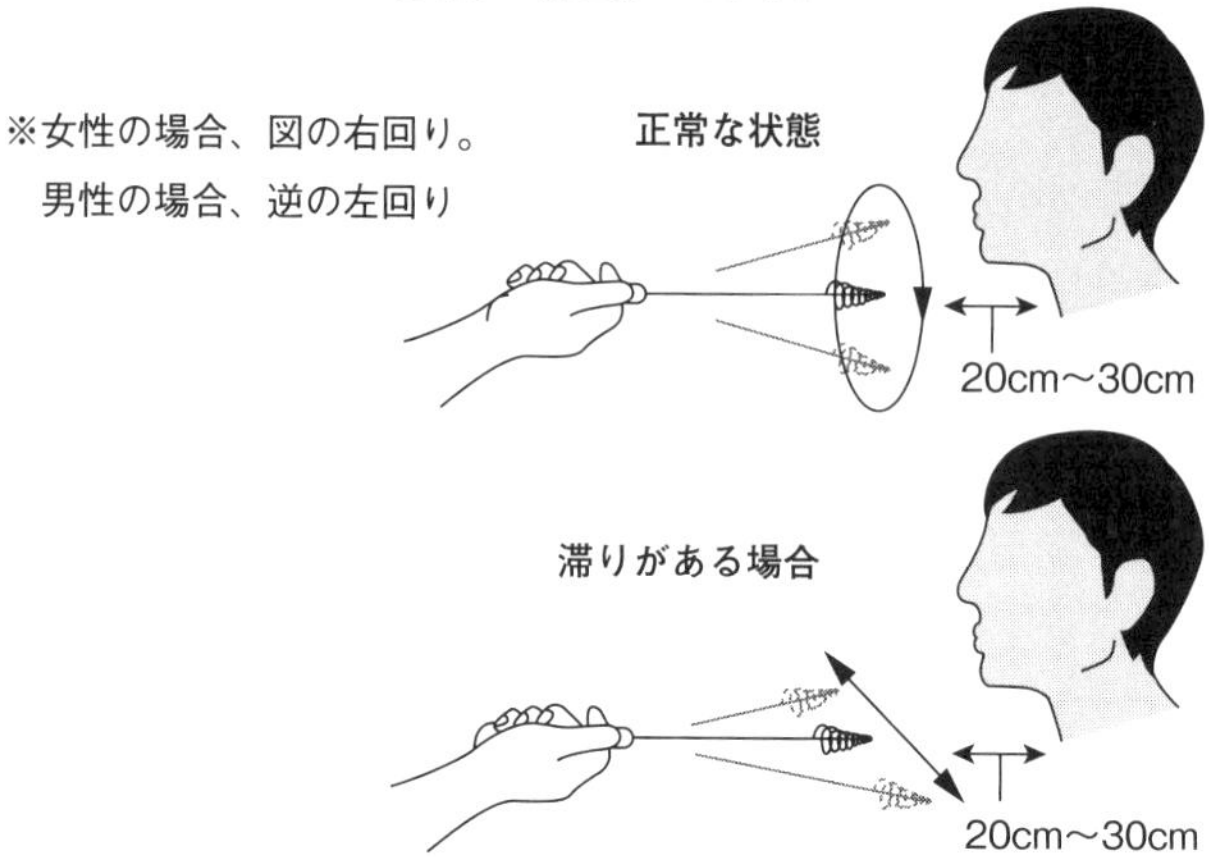

※女性の場合、図の右回り。
男性の場合、逆の左回り

ギー（気）が勢いよくうず巻いていることをつきとめました。

そして、気の流れが正常で安定している場合、波動に必ず回転運動が現れると考えたのです。この回転運動について宇宙の銀河の渦を例にあげ、「回転運動は安定と正常のしるしである」と説明しています。

気のブロッケードが軽ければ、一度のハーモナイズで解消されますが、頑固な場合は、後日チェックすると、また直線の動きが現れる可能性があります。同様にハーモナイズを繰り返すことで、エネルギーボディは確実にバランスのとれた状態に戻っていきます。

繰り返しになりますが、大事なポイントなので整理してお伝えしましょう。

パウル・シュミットが確立したバイオレゾナンス理論は、共鳴する周波数を突き止め、その共鳴現象を利用して、不調和な気の流れを整えることを可能にしました。

特定の周波数にレゾナンス（共鳴）が起きれば、そこに気の流れを塞き止めるブロック（滞り）が発見できます。さらに同じ周波数で波動を送波し続けると、ブロックを外すことができ、やがて気の流れが本来の状態を取り戻して、スムーズに流れはじめます。

波動チェックと波動調整が、同じ周波数で続けてできるという流れは、非常にシンプルで実践しやすいと言えます。

まとめ

『波動の特徴と性質』

●波動は波であり、伝播する。
●波動は固有の周期で振動している。
●波動は共鳴する。
●波動は場を作り出す。

『パウル・シュミットが開発した波動送波器のしくみ』

●宇宙に満ちている波動の中から、指定した周波数の波動を選んで送り出す。
●0～99・99のデジタル目盛りで、周波数を選び出せる。

『私たちのからだに現れる不調和』

●本来の健康的なバランスが崩れると、肉体より先にエネルギーボディに滞りが生じる。

『パウル・シュミット式バイオレゾナンスの基本は「波動チェック」と「波動調整」』

● エネルギーボディを精査して、生命エネルギーの滞りを発見できる。

● ハーモナイズ（波動調整）によって、生命エネルギーの滞りを解消できる。

第２章／用語解説

P.47 ／**気功**……「気」（生命エネルギー）によって、自己の免疫力、治癒力や調整力を高めて、健康のレベルを上げ、「自養其生」（自らその生命を養う）することを目指す中国伝統の健康法のひとつ。その種類は非常に多く、中国で 2000 を超える流派があると言われている。体操のようにからだを動かすもの（動功）や、座禅のようにじっと動かないで行うもの（静功）があり、マッサージや特殊な呼吸法を用いるものもある。

P.47 ／**ヨーガ（ヨガ）**……古代インド発祥の修行法で、元々は六派哲学のヨーガ学派からはじまったと言われている。姿勢や呼吸法のみを重視するものや瞑想による精神統一を重視するものなど様々。その流れを汲む本格的なヨーガに加え、日本で独自に発展したヨガ（ホットヨガ、マタニティヨガ）などは、特に女性に人気のある健康法として知られている。

第3章

7層構造で成り立つ私たちの"からだ"の真実

細胞レベルのバイオレゾナンスの影響を研究機関が検証

ダウジングをきっかけに、**「あらゆる物質は振動している」**というマックス・プランクの言葉に着目したパウル・シュミット。彼は人一倍、感覚が鋭かったからこそ、エネルギーに対する探究を深め、あらゆる物が持つ固有の波動の違いを、周波数として数値化することに成功したのです。

万国共通の数字がベースであれば、国や言語、年齢といった壁はすでにありません。知識や経験の有無に関係なく、どんな人でも手軽に扱える道具を開発し、見えない気の状態を、目で見て扱えるものに体系化したシュミットの、人類への貢献は非常に大きいと思います。別の見方をすると、バイオレゾナンスは、東洋における"気"や"精神性"を数値化し、検証を重ね、論理的に体系化したもの、という言い方もできそうです。

長いこと仮説でしかなかった「波動」は、科学や西洋医学の証明を待つより先に、実用化に至りました。でもこれは、シュミットひとりの力では絶対に完成しませんでした。彼に協力した多くの医師や治療家たちの、膨大な研究と臨床があって初めて、パウル・シュミット式バイオレゾナンスを体系化できたのです。

バイオレゾナンスは、医師や治療家にとって刺激となり、学びのきっかけを与えるものであるようです。日常の診療に導入した彼らの多くから、驚きの声が聞かれます。様々な病気に対して、実践すればするほど、それまでの医学の常識とされてきたことが覆され、新たな発見があるからです。

医学という高度な知識と教養を身につけている人々は、論理的思考の優位な人がほとんどです。曖昧なこと、わからないことがあれば、良くも悪くも自分で検証して、事実をその目で確かめようとする傾向が強いもの。あえて言えば、自分の思考と感覚で理解し、納得したことでなければ受け入れないのです。

そのような医師や治療家が、パウル・シュミット式バイオレゾナンスを高く評価していることは、特筆すべきことだと思います。バイオレゾナンスが過去の研究から導き出しているデータや組み立てたプログラムについて、自ら科学的作業を実践しながら、真偽を確かめられる点がポイントでした。目の前のクライアントに現れる状態の変化がデータの再現性を示し、主観や価値判断を超えて、客観的な視点で評価できるのです。

改めて言いますが、バイオレゾナンスはパウル・シュミットひとりで築き上げたものではありません。バイオレゾナンス・メソッドに大きな可能性を見出した医療の専門家、研究者たちが、様々な臨床データの分析やプログラムの開発研究などに取り組み、陰で支えてきたおかげで、今日があるのです。そして今なお、進歩し続けていると言えます。

ところで、科学の常識は常に、書き換えられていくものだと先に述べましたが、２０１１年８月、バイオレゾナンスの人体への働きかけに関して、大変に興味深い研究結果が報告されました。

きっかけは、欧州最大の応用技術研究機関**「フラウンホーファー研究機構」**（Ｐ１０４参照）において、Dr.クリスティアーネ・ヴェッツェルによる細胞生物学的研究が行われたことでした。

Dr.ヴェッツェルは、試験管内の培養細胞を用いて、バイオレゾナンスの波動調整の効果について、細胞レベルで調べようと試みました。具体的には、故意に傷つけた細胞と、そうでない細胞に対して、様々な周波数スペクトルでトリートメントを実施し、それぞれ活性の変化がみられるかを調べたのです。この方法は、細胞そのものの変化で判断するため、プラシーボ効果、つまり人の思い込みによる効果は排除されることになります。その意味で、非常に客観的な証明になると言えます。

詳細はここでは割愛しますが、７０００にも及ぶ試験細胞で調査した結果として、**「パウル・シュミット式バイオレゾナンスによるトリートメント後は、損傷を受けていない細胞、損傷を受けた細胞いずれにも、はっきりとした再活性化の効果を認めることができた」**と結論づけています。

また、細胞に形態学上の変化が見られないことから、トリートメントによる副作用がないことも認められました。

第三者の研究機関による検証は、パウル・シュミット式バイオレゾナンスの効果を科学的に証明するものと言えます。バイオレゾナンスに関するこうした研究は、２０１２年以後も引き続き行われることになっていますので、また新たな科学的立証が報告されることも期待できそうです。

■ひとつの症状の裏に複数のブロッケードが存在する

「すべての物質は固有の周波数で振動している」
「同じ周波数を持つ波は共鳴する」

この概念を基本に成り立っているのが、パウル・シュミット式バイオレゾナンスです。私たちのからだも固有の周波数で振動しています。ところが、何らかの影響で生命エネルギー（気）が不安定な状態になると、気の滞りが生じるようになります。健康な人と病気の人との一番の違いは、生命エネルギーがスムーズに流れているかどうかです。

バイオレゾナンスでは、波動送波器と専用センサーを用いた波動チェックで、ブロック（滞り）をキャッチしたら、それが問題を引き起こす可能性があると判断します。

病気を引き起こす原因はひとつとは限らず、様々な危険因子が蓄積して負担が大きくなり、ある許容範囲を超えた時点で、最も弱い部分に症状として現れてくると考えられます。

例えば、頭痛が起きている人の場合、当然ですが、頭痛に関する滞りの周波数に共鳴現象が起こります。しかし、共鳴するのがそのひとつの周波数だけということはなく、他に動脈の血液循環の障害、頸椎の血行障害、ホルモンバランスの乱れといった周波数にもチェックが入り、ブロックケードが見つかることが多いものです。

眼の疲れ、歯の炎症といったトラブルが、頭痛の引き金になっていたり、何らかの病原体が直接的な原因の場合もあります。また、疲労の蓄積、ストレス、免疫力の低下、電磁波や地下水脈などの影響も考えられます。波動チェックで詳しく調べると、どこに異常が発生しているのかを突き止めることができるのです。

単に頭痛という症状でも、それを引き起こしている原因は十人十色ですし、複数の要素がからみあっている場合がほとんどです。元々、人体の構造は複雑にできているもの。ある臓器に現れた症状は、それ単独の問題ではなく、いろいろな臓器や組織と連携する中で発生しているわけです。

だからこそバイオレゾナンスでは、単に症状だけを対象とせず、からだをホリスティックに捉えることを出発点としています。そして、隠れている原因を探り出し、ハーモナイズ（波動調整）によって、生じているブロッケード（気の滞り）を取り除くことを重要視しているのです。

波動チェックを行うと、気の滞りがどこにも存在しないという人は、まずいません。エネルギーボディには、すでに負荷がかかって、アンバランスに傾いていることがよくあります。この現象を、パウル・シュミットは次のように表現しました。

「肉体よりも先にエネルギーボディが病む」

シュミットと彼に協力した医師たちによるこの発見は、健康に対する概念を大きく覆すものと言えます。

今、一般的に行われている健康診断は、心拍や脈拍、血液や尿を調べ、臓器や器官、神経などに何らかの異常がないかどうかを、測定データから判断するというもの。あくまでも調査の対象は肉体であるのに対し、パウル・シュミット式バイオレゾナンスで調べるのは波動であり、超微細なエネルギーボディとしてのからだです。

■肉体＋エネルギーボディの7層で構成されているからだ

パウル・シュミットは、私たちの肉体を取り巻くエネルギーの場があると捉え、それを「エネルジェティック・フィールド」または「エネルギーボディ」と呼びました。ここでは、エネルギーボディに関して、もう少し詳しい説明を加えたいと思います。

「からだ」というと、目に見えて、触れることができる「肉体」だけをイメージしますが、実際はそうではありません。肉体のほかに見えないエネルギーの場が確かに存在していると私たちは考えているわけですが、シュミットは、さらに細かい分析を試みていました。

目には見えない微細なエネルギーの世界では、そのエネルギーの場が複数の層に分かれていることをつきとめています（一筋の光がプリズムによって7色に分散する様子をイメージしていただくと、わかりやすいでしょうか）。

シュミットによると、私たちのからだは物質的な肉体を含めて7層で構成されているそうです。最も粗いからだを「肉体」と呼び、エネルギーボディは、微細な方に向かって「アストラル体」「エネルギー体」「マグネット体」「魂のレベル」「霊的レベル」「7つの**チャクラ**（P104参照）のレベル」が存在すると説明しています（P164参照）。

パウル・シュミットがマグネット体と呼ぶレベルは文字通り、上位3つのエネルギー体と下位2つのエネルギー体をつないでいます。上位3つのエネルギー体―7つのチャクラ、霊的レベル、魂のレベル―は私たちのからだの司令本部です。ここが正しく機能しないとやがて様々な問題が生じてきます。これが病気のはじまりです。

つまり、病気は目に見えないエネルギーボディの気の流れの滞りから始まるのです。

シュミットによると、例えば、関節炎の場合、肉体の隣に存在する「アストラル体」にブロックが発生し、その後、肉体へ下りてきて炎症を引き起こします。アルコールや煙草の依存症は、「マグネット体」が影響を受け、白血病や拒食症は、「魂のレベル」が影響を受けて、病気を発症すると考えられています。

電磁波や水脈、断層などの影響についても、パウル・シュミットはすでに１９８０年代から警告していました。

それは上位のエネルギー体に負荷をかけ病気の原因となるからです。

一般的に気の滞りはエネルギーボディに生じて、時間と共に肉体に向かって下のレベルに及んできます。ですからバイオレゾナンスで問題を発見するのと、それを自覚したり、医療機器で発見されるまでに時差があるのはこの理由からです。

病気ではなくやけどやケガは、メカニカル・ブロッケード（機械的損傷）と呼びます。これはまず、肉体が物理的に損傷し、その影響がアストラル体、エネルギー体、マグネット体へ及んでいる状態のことですが、それ以上のエネルギーボディには達しないと考えられています。

今の科学で作られている測定器は、１５０キロヘルツ以下のブロッケード、つまり肉体レベルの問題だけをキャッチします。

現代医学に代表される療法は、症状を抑制しようとするもので**「アロパシー」**（Ｐ１０４参照）と呼ばれ、シュミットによると肉体とアストラル体にアプローチしている療法です。

低いポテンシーの**ホメオパシー**（P１０４参照）はエネルギー体に働きかけ、鍼（はり）やアロマテラピーはマグネット体に働きかけ、高いポテンシーのホメオパシーは魂のレベルを癒す、という風に細かく分析しています。

そして、何とパウル・シュミットのバイオレゾナンス機は、最上位の７つのチャクラのレベルに届くというのです。自画自賛に聞こえるかもしれませんが、このことはドイツと日本の専門家が確認しています。

エネルギーボディに層があると知ると、肉体だけを相手にしていても、実は表面的なケアにしかならないのだと、改めて気づかされます。エネルジェティックな世界の複雑さを捉えていないことには、本当の意味での治癒には至らないのでしょう。

パウル・シュミットが発見したバイオレゾナンスは、からだの７つのレベルすべてにアプローチすることが可能です。周波数という形で、あらゆる階層の波動を捉えることができるのですから、各レベルに生じているブロックを共鳴によって解消していくことが可能なわけです。

多くのアレルギー疾患に取り組んできたウルリッヒ氏は、頑固なアレルギーや原因不明の心身のトラブルの多くが、古い**カルマ**（P１０４参照）に起因していることを発見しました。彼が提供したプログラムの中には、スピリチュアルな問題を解決することを目的としたものが、いくつも存在しています。

霊的感性の高いヒーラーの目から見たエネルギーボディ

パウル・シュミットは独自の研究を通じて、私たちのからだが、肉体とエネルジェティックな場で構成されていることを解明しました。

そもそも彼自身、一般の人以上に、目に見えないエネルギーに対して敏感であったようです。だからこそ人とは違う視点と閃きで、革新的なメソッドを生み出すことができたのでしょう。

エネルギーに対する感受性には個人差があるもので、生まれながらに人並み外れて、鋭い感覚の持ち主がいます。そうした感性を、心身の不調で苦しむ人々のために活かしているのが、ヒーラーというヒーリングの専門家です。ヒーラーとは、一般的には気功治療家と同様にみられていますが、いわゆる気（＝波動）を自由に操って、病気の方の不調和な部分を改善することができる人物です（厳密には、扱うエネルギーによって呼び方やタイプがあるようですが、ここでは詳しい説明は割愛します）。

ヒーラーによるヒーリングとは、いったいどのようなものなのか……。興味はあるものの、長年バイオレゾナンスを実践している私には、ヒーリングも気功療法も受ける必要がなく、これまで体験する機会がありませんでした。ところが思いがけず、ひとりの日本人ヒーラーとの出会いに導かれたのです。

２０１２年2月初旬、私は雪深い北海道の小樽を訪れました。いつもの振動医学セミナーのついでに足を延ばし、パウル・シュミット式バイオレゾナンスのプログラム開発に協力してくださった、スピリチュアルヒーラーの庭山直樹さんにお会いしたのです。日本訪問もこれで40回目でしたが、北海道の大地に降り立ったのは初めてでした。

庭山さんのヒーリングスペースに足を踏み入れたとたん、私は全身の力がふっと抜けて、とても深い安堵を感じました。そこは天然木の優しさにあふれたカナディアンログハウスで、片隅に置かれた薪ストーブによって、空間全体が暖められていました。ドイツと同様に日本でも、ヒーラーには風変わりな人物が多いという勝手な先入観を持っていた私は、自然体で物腰柔らかな庭山さんの姿に、初対面で好感を持ちました。

庭山さんのエネルギーに対する鋭い感受性は生まれつきのもので、物心ついた頃から、一般の人には五感で捉えられない霊が見えるのが当たり前だったとか。

21歳の時に、高名な霊能力者と出会い、生まれながらの癒しの素質を認められ、ヒーラーとして歩み始めたそうです。

「人を癒すことは自身の宿命」と語る庭山さんは、自らが行っているヒーリングを冷静に分析されていました。

「まず問題を抱えている方の状態を調べる場合、その原因が食べ物からくるのか、意識からくるのか、外部の環境的なものや人の想念などからくるのかをみていきます。ヒーリングで単に不調和なエネルギー状態を改善するだけでは、いずれ元に戻ってしまいます。原因を明らかにして、それを解消すること、つまりその方が生活習慣や生き方、考え方を変えなければ意味がないわけです。その点を理解していただき、食生活の改善、ストレス解消法などのアドバイスも行っています。ご自身の意識と行動が変わり、エネルギーの流れが整うと、自ずと健康状態を取り戻していきます」

原因を明らかにすることが、解決の第一歩だという考え方は、バイオレゾナンスと共通です。パウル・シュミットは、私たちが病気を発症するプロセスは、肉体よりも先にエネルギーボディが病むことを発見しています。これについて、庭山さんの見解を伺ってみました。

「私たちのからだは、例えるとスポンジのような状態で、スポンジの隙間から外側にエネルギーを放射しています。それが、いわゆるオーラです。このオーラの部分、つまりエネルギーボディを含めて自分のからだであり、個の存在と言えます。肉体が粗い波動であるのに対して、オーラは微細であるため、あらゆる外的なエネルギーの影響を受けてしまうわけです。

シュミット氏が発見した、"**肉体よりも先にエネルギーボディから不調和が現れる**"というのは、私もその通りだと実感しています。波動によって滞りを解いて、生命力を引き出そうとするバイオレゾナンス・メソッドは、まさに私が行っているヒーリングと共通しています。そこに起こっていることは、やはり重なり合う波の"共鳴"なんです。

クライアントの中には、何度ヒーリングしても改善しないケースがあるのですが、深いレベルまで原因を探っていくと、たいてい過去生の因縁、魂が持つマイナス思考の傾向など、霊的な作用が及んでいます。その場合は、より微細なエネルギーによって、魂の傷ついている部分にダイレクトに働きかけて癒していきます。

例えば、刃物で刺されて死んだ前世を持つ人は先端恐怖症に、閉じ込められて亡くなった前世がある人は、閉所恐怖症に悩まされていたりします。その原因である魂の痛みを取り除くと、恐怖心が消えるということが実際に多いのです」

「魂のレベル」は、シュミットがつきとめたエネルギーボディ構造で、最も微細なレベルから3層目になります。庭山さんは、超微細なエネルギーを自由に扱える能力者だからこそ、エネルギーボディの各層にピンポイントで、必要な波動を送ることができるのだと理解しました。

「私の役割は、一人ひとりの魂を綺麗に整える〝魂のエステティシャン〟だと思っているのです。魂に出っ張りや傷、いわゆるエゴやカルマがあっては、あちらこちらでぶつかってしまい、豊かで幸せな人生の波にうまく乗れません。人間的にまろやかになっていくのが、魂の進化成長であり、より微細なエネルギーの波長に共鳴することなのですが、エゴやカルマの解消は自力では難しいもの。そこで、魂の余計な物をそぎ落とし、美しい丸みのある魂に整形するのが、私の役目というわけです」

庭山さんは、魂が負った傷や障害を見つけ出してトリートメントする方法を、独自に探究されていました。その研究熱心な様子は、長年に渡り周波数測定や臨床データの解析など、バイオレゾナンスの体系化に協力してきた医師や治療家たちの姿と重なります。

■バイオレゾナンスとヒーラーによるセラピーの共通点

話は前後しますが、庭山さんがパウル・シュミット式バイオレゾナンスと出会ったのは、数年前、ご自身の体調管理のために、何か対策をしようと思ったことがきっかけでした。

多くの方が感じているのではないかと思いますが、今現在、私たちを取り巻く地球環境は著しく変化しています。宇宙から注がれる放射線、太陽活動に伴う磁気嵐による刺激は、私たちの心身にとって、ますます負担が大きくなっているとも言われ、原因不明の不調を訴える人が急増しています。

庭山さんはヒーラーという仕事柄、生命エネルギーの消耗が激しくなりつつあることを、数年前からいち早く体感していたそうです。そこで対策として、心身のエネルギーのバランスを整えるために、住空間調整器とバイオレゾナンス実践機を導入されたのです。

「意外でしょうが、ヒーラーは自分で自分をトリートメントすることはできないのです。近年、環境の大きな変化で、クライアントへのセラピーを行う以前に、自分自身の健康や精神力をベストな状態に保つことが困難になってきて、これは何とかしなければと、いろいろ調べて辿り着いたのが、パウル・シュミット式バイオレゾナンスでした。

週に一〜二度、定期的にバイオレゾナンス実践機で、セルフヒーリングしていますが、おかげでベストなコンディションを保つことができています。これがなかったら、とっくにからだが悲鳴をあげていたでしょう。

機械は安定した状態をキープしたまま、同じレベルのエネルギーを、何時間でも発することができる点が素晴らしいです。波動は、微細であればあるほど様々な影響を受けやすく、安定させることが非常に難しいもの。そのことを実感しているので、バイオレゾナンス実践機がいかに優秀で有益なものかがよくわかります。

初めてバイオレゾナンスのメカニズムを知った時、とてもワクワクしました。あらゆるものの周波数を測定して、ここまで精密にデータ化し、波動を誰もが使えるものとして完成させていたからです。

宇宙の万物は、数字で表すことができます。それぞれ固有の周波数は、宇宙の自然法則として、元々決められていたものなのです。自然法則というのは、太古から存在し、脈々と受け継がれてきたもの。すべてが調和で成り立っていました。ところが、人間は進化するうちに、本来の自然の法則を無視してきてしまった。見えないエネルギーの存在すら、何もわからないのが現代人です。しかし、確かに古来からのエネルギーは存在し続けていて、そこに流れているものを発見して、周波数として数値化したパウル・シュミット氏の功績は、本当に大きいと思います」

あらゆるものが持つ固有の波。その微細な違いを感じ取れるほど、庭山さんのエネルギーに対する感覚が非常に鋭いことに驚かされます。

庭山さんによると、私たちの地球環境は、非常に大きな変化の時を迎えているそうです。

「太陽の強力な紫外線や電磁波など、宇宙から地球に注がれるエネルギーは、とても破壊的なパワーを秘めているのが現況です。私たちは、今まで以上に過酷な環境に身を置くことになり、敏感な人ほど心身のバランスを大きく崩すことになるでしょう。何らかの対策が早急に必要です」

日常を過ごす住まいやオフィス環境のエネルギジェティックな場を整える手段のひとつが、バイオレゾナンスの原理を応用した住空間調整器で、庭山さんもその効果を認めてくださっています。この機器は、部屋に置くだけで不調和をもたらす放射が中和され、場全体がクリアになるのです。庭山さんは数年前から、この住空間調整器をヒーリングルームに置き、バイオレゾナンス実践機によるハーモナイズを定期的に行っていました。

ところが、２０１１年の初め頃、住空間調整器の使用と通常のハーモナイズだけでは、心身のバランスを調整しきれないほど、宇宙からの放射が強力になってきたと感じたそうです。

庭山さんによると、この現象は「いまだかつて地球に降り注いだことがないため、人類にとって未体験の周波数の波動」による影響なのだとか。「なんとか対策しなければ、大変なことになる」と危機感を抱いた庭山さんは、独自に研究を続けて、宇宙からの放射に対抗する波動調整プログラムを完成させたのです。

庭山さんが開発した波動調整プレートは、振動医学推進協会の日本支部を通じてドイツのパウル・シュミット・アカデミーに送られ、周波数の検証が行われました。測定士として優秀なヴィルヘルム・ヘンベルク氏が測定に携わりましたが、ヒーラーが構築した波動調整プレートを測定したのは前例がなく、非常に興味深かったとのことです。

測定したヘンベルク氏は、「人の調節能力を引き上げ、健康維持に貢献する、非常に有益な周波数スペクトルが突き止められた」と大変驚いていました。その周波数スペクトルが、どんな人にも役立つものであると高く評価され、バイオレゾナンス実践機や住空間調整器に使う浄化プログラムとして、すぐさま製品化が決定しました。

この「庭山プログラム」を使って、いち早くハーモナイズを行った治療家たちから、頑固なブロッケードが解消されるなど、確かな効果が報告されています。

庭山さんの貢献が、パウル・シュミット式バイオレゾナンスにとって、可能性の扉を一つ開いたと言えます。

いまだに科学的な方法では、明確に捉えることができていない「気」や「波動」という微細なエネルギー。それを自由自在に操り、多くの人々を健康に導いているヒーラーの癒しのメカニズムと、パウル・シュミット式バイオレゾナンスとの間に、多くの共通点があるというお話は、非常に興味深く、見えないエネルギーの神秘と未知なる可能性を改めて感じました。超感覚ヒーラーとのコラボレーションにより、今後も新たなプログラムの誕生に期待が高まります。

【コラム】①生まれて初めてのヒーリング体験レポート

人を癒すことを使命とする庭山さんは、人一倍、鋭い感覚と洞察力の持ち主だと思います。非常に熟慮した内容のことを、ご自身の体験から得た学びとして、明確にお話されている様子が、通訳を介して伝わってきたからです。彼のメッセージの一つひとつは叡智に満ちていて、独自にバイオレゾナンスとヒーリングとの共通点を見出されているお話も興味深く、大いに勉強になりました。

話が一段落した頃、庭山さんがこう提案してくれました。

「よろしければ、ヒーリングを体験してみませんか?」

「OK!」

それは私の人生で初めての、ヒーラーによる施術を受ける機会でした。

仰向けに横になった私の胸からお腹のあたりを、庭山さんの手が優しいタッチで、少しずつ移動していきます。私は不思議な心地よさを感じながら、リラックスして身を委ねていました。

時間にして、10分ほど経ったでしょうか。私のからだをその手でスキャンした結果を、庭山さんは次のように語ってくださいました。

「ジモンさんは、いたって健康体ですね。どこも異常はみられませんよ。特に肝臓がものすごく柔らかくて、とてもいい状態です。適度なスポーツや睡眠、食事などに気をつけて、健康管理をきちんとされているからでしょう。今のままの生活を続けていかれると、生命エネルギーが衰えることなく、まだまだお仕事で活躍できると思いますよ」

「ほほ〜。では、これからも美味しくビールが飲めますか?」

「もちろんですよ(笑)」

このひと言は、晩酌のビールが楽しみな私にとって、何より嬉しい言葉でした。

ヒーリングが終わった後は、内面のエネルギーがリフレッシュされ、呼吸がとても楽になったという実感がありました。まるで温泉につかった後のような、清々しさ、心地よさを体感したのです。

臨床データを基に効果的な総合プログラム「ＲＡＨ」を構築

１９７５年に、パウル・シュミットがバイオレゾナンス理論を確立して以後、新たな発見と技術革新のもと、実践機器とプログラムが進化し続け、２０００年に入ってから技術的に大きな進展がありました。専門的な知識がない一般の方々でも、効率的に短時間でバイオレゾナンスに取り組めるよう、実践的なプログラムが開発されたのです。

シュミットがバイオレゾナンス実践機を開発した初期からの基本システムは、BnPS（パウル・シュミット式バイオレゾナンス）と呼ばれる方式で、自然界から取り込んだ波の中から特定の周波数の波を、機器から順番に送り出していました。

私たちのからだには元々、チャクラを通して自然界から気を取り込み、気の流れを整える機能が備わっています。BnPS方式は、この本来の機能に沿った流れであるため、からだにとって負担と抵抗がなくスムーズに波動を受け入れやすいのです。

ただしこの場合、ダイヤルを回して周波数を設定し、ひとつずつ順番に波を送るため、一度に多くの周波数でハーモナイズが必要なケースでは、とても時間がかかるのが難点でした。どのような問題もひとつや2つの周波数でブロッケードが解消されることはありないので、時間を短縮するには複数の周波数の集合体であるプログラムが必要になります。

そこで、新たな実践機器に搭載するシステムとして、複数の周波数を一度に送ることができる仕組みが開発され、ハーモナイズの時間の短縮と効率化が一気に進みました。この時点から、バイオレゾナンスは一つひとつの周波数を論じるものから、気の流れの道に沿って、確実に滞りを測定して調整する方法に躍進したのです。

この方式、BAT（Bioenergetic Analysis&Treatment）は、2001年にマンフレッド・デーネケ氏が開発したもので、電子データを気の波に載せてからだに送るという仕組みです。例えるなら、携帯電話でメールを送るのと同じで、大容量の周波数の波を一度に短時間で送ることができる点が最大のポイントです。バイオレゾナンス実践機から発せられる気の波は、あくまでも搬送役。電子データを載せたトレイのようなものです。面白いことに、からだは搬送波としての気の波を受け取って、トレイの内容である電子データを読み解くわけです。

例えば、ジオパシックストレスの原因である水脈の影響を調べる場合、旧方式では64・0と62・5の2つの周波数を手がかりに判断していました。BATの場合、水脈から放射される124個すべての周波数を、周波数スペクトルとして捉えます。そのため、以前に比べて、より正確なアプローチが可能になりました。

そして２００９年には、ＢＡＴをさらに発展させた「ＲＡＨ」(Rayonex Analysis & Harmonizing) システムが完成。新しい実践機器は、搬送波としての気の波を短時間に自動的に変化させて情報を送るよう工夫されています。こうすることで、受け手のからだが常に効率よく受信できるようになりました。

実践時間の大幅な短縮は言うまでもありません。従来の気の波そのものを送る方法では、水脈に関連したブロッケードの波動調整だけで、１２４個の周波数を送波するのに62分かかっていました。それがＲＡＨシステムでは、標準的なアプローチの時間として、わずか5分で済んでしまうのです。バイオレゾナンスの実践が非常にやりやすくなったことは確かで、ＲＡＨの登場は、振動医学の歴史の中でも大きな飛躍だと言えます。

パウル・シュミット式バイオレゾナンスが最も得意とするのは、エネルギーボディにおけるブロッケードを見つけ出す分析(波動測定)と、そのブロッケードを解くハーモナイズ(波動調整)です。バイオレゾナンス実践機に内蔵されたプログラムを用いることで、より正確に効果的に、分析やハーモナイズが実践できるのです。

バイオレゾナンスの活用が多様性に富んでいることから、治療家の中には、ひとつのテーマを専門にパウル・シュミット式バイオレゾナンスに取り組む人が少なくありません。病原体を原因とする問題を専門にする治療家、解毒やエネルギーバランス、心理的アンバランスを専門とする治療家といった具合です。彼らは、テーマに特化した形でトリートメントプログラムを自ら作成し、それをクライアントに実践して成功を収めてきました。

バラバラに成り立っていたバイオレゾナンスの知恵をＲＡＨというプラットフォームに結集することで、相乗効果によって強力なパワーが引き出され、いっそう効率的な治癒がもたらされることが期待できます。開発チームは、誰もが簡単に実践できて確かな効果が得られる、シンプルで使いやすいシステムを設計構築することを目指しました。

こうして誕生したＲＡＨは、まさにこれまでの集大成といえる実践プログラムなのです。

■専門家だけでなく誰でも取り組める健康法として一般化

実質的なＲＡＨのプログラム開発には、20人を超える医師や治療家が携わっています。各々が過去にバイオレゾナンスを実践し、臨床で成功を収めてきた数々のプログラムデータを、快く提出してくれたのです。日本人医師も2人、プログラム開発に参画しています。

ＲＡＨのプログラムは、「活性化全般01・00」「経絡全般02・00」のように、番号によって分類されています。この数字はプログラム番号であって、単体の周波数のことではありません。複数の周波数を組み合わせた、「周波数の集まり＝周波数スペクトル」です。

ＲＡＨのシステムでも、７つのチャクラの活性化と気の流れる方向を修正するプログラムを最優先しています。もしチャクラが活性化していなかったり、経絡の流れに滞りがあると、特定の臓器に現れた問題を解消するハーモナイズを行おうとしても、パワー不足ということになってしまいます。そこで、まずはじめにエネルギーボディの最上位層における気の流れを整える必要があるのです。

心身のあらゆる不調和な状態には、それを引き起こしている原因が必ずあります。パウル・シュミットは、医師たちの協力で臨床研究に取り組んでいた１９８０年代にすでに、根本原因を見つけ出して解消すること、つまり「原因指向のトリートメントが最も有効で持続的な方法である」と強調していました。

この考えに基づき、ＲＡＨでは、７つのチャクラの活性化と経絡のプログラムの後に、エレクトロスモッグ、ジオパシー、活性化物質、有害物質など原因に関連するプログラム、その先にからだの各臓器に対応するプログラムというように、順序立てて構成されています。

ＲＡＨプログラムの最大の特徴は、オープンシステムになっている点で、熟練した専門家たちの知恵を、使用するすべての人が共有できる仕組みです。これは、まったく経験のない初心者がパウル・シュミット式バイオレゾナンスに取り組む際に、非常にありがたいものと言えます。すでに何百回となく使われたプログラムを選んで、波動チェックやハーモナイズを実践すれば、長年の経験者と同様の成果を得られるわけです。今ではＲＡＨが、バイオレゾナンスの主流となっています。

一般の方々に日常の健康法として活かしていただくことこそ、パウル・シュミット式バイオレゾナンスの理想であり、今は亡きパウル・シュミットが目指した、社会への貢献であると思います。だからこそ私たちは、シュミットの遺志を受け継ぎ、慎重かつ確実に実践者を増やしていくことを、最大の使命としています。

ＲＡＨに提供されたプログラムは、現在１７００以上にのぼります。そして、新たに開発されたプログラムの提出があれば、専門の決定機関による適切な審査を経て、確かな成果が認められ、利用価値が高いと評価されたものが、リストに加えられることになります。

このようにバイオレゾナンスは、多くの専門家や研究者たちに支えられて、絶えず進化し続けていくことも大きな特徴のひとつだと言えます。

第３章／用語解説

P.78 ／**フラウンホーファー研究機構**……欧州最大の応用研究機関であり、ドイツ国内に２万２千人の研究者が 66 カ所の研究施設で、社会に役立つ研究をテーマに、あらゆる科学技術分野において、最先端の応用研究を行っている。

P.83 ／**チャクラ**……サンスクリット語で「輪」の意。ヨーガの身体観で、人体の生命エネルギーの中枢となる部位。諸説あるが通常メインのチャクラは7 カ所とされる。

P.84 ／**アロパシー**……異種療法、対症療法と訳され、現代医学がこれに該当する。化学的薬物を使用し、病気を抑え込むことが主な治療法。

P.85 ／**ホメオパシー**……ドイツ人医師ザムエル・ハーネマン (1755 ～ 1843 年) が創始した独特の医療体系。代替医療、民間医療に属する。病気の症状および患者・患畜の状態に応じて、その症状と類似した症状を引き起こす物質からできた薬＝レメディ（植物や鉱物などの成分を限りなく薄めたエッセンス）を使用する。

P.85 ／**カルマ**……サンスクリット語では「行為」、または行為の結果として蓄積される「宿命」。仏典などの日本語では「業」という意味合いで使われる。

第4章

私たちの健康を左右する様々な要因

不思議な宇宙のパワーが広がる聖地「ヴォルムバッハ」

自然界も大宇宙も、あらゆる波動に満ちています。私たちは常に、周囲のものから波に乗って運ばれてくる様々な情報も受け取っているわけです。

その波動には、私たちにとって歓迎すべきものもあれば、望ましくないものもあります。例えば、身の回りに存在する電磁波は、人体に負の影響を及ぼすことが、最近になって指摘されるようになりました。

後ほど詳しくお伝えしますが、テレビや電子レンジ、コードレスフォン、パソコンなどから発生する低周波やマイクロ波の電磁波は、**「エレクトロスモッグ」**と呼ばれ、様々な健康被害の要因にあげられています。

人類が発明してきたものは、元々自然界には存在していない人工的な産物であるがゆえに、不調和を作り出してしまう危険性を帯びています。

パウル・シュミットは、ダウジングを行っていた頃から、大地からの放射には、私たちのからだに負担となり、健康上の障害を引き起こす可能性が高いものがあることをつきとめていました。その一方で、私たちに生命力と治癒をもたらしてくれる放射があることも認識していました。

古くから人々が祈りの場として大切にしてきた聖地には、他とは違う独特の雰囲気が漂っています。皆さんも神社や仏閣を訪れた際に、それを感じたことがあるのではないでしょうか？

パウル・シュミットは、多数の放射が広がっている聖地において、その法則性と神秘性の真相を突き止めようと考えたのです。波動送波器を使って、具体的に周波数を測定しようと試みています。


「世界には、特別な放射線（波動）を発している有名な場所が数多く存在する。私たちはそれを〝力の場〟と呼んでいる。古代や中世に祭礼で用いられた場所には、そういう〝力の場〟がとりわけ多い。古いドーム、教会、要塞、中でも聖地がそうだ。そのような放射線は、いったい何を引き起こすのか。学問的には説明のつかない治癒を、いかにして引き起こすのだろうか」

シュミットは、『ヴォルムバッハ　並外れた宇宙のパワーセンター』という自身の著書の中でこのように語っています。

「ヴォルムバッハ」とはシュミットが調査の場所として選んだ、ドイツ中央部シュマレンベルクにある聖地です。古い教会が建っていて、その洗礼盤の水が眼病に効いたとか、視力が回復したといったエピソードが数多く語り継がれ、昔から有名な場所でした。

最初の教会が建てられたのは、９世紀中頃のこと。当初の建物はすでになく、現在の中世様式の礼拝堂は、13世紀に再建されたものです。教会の規模としては、決して大きくないものの、８００年もの長い間、地元の人々が足を運んで祈りを捧げ、大切に守り続けてきた特別なスポットであることは間違いありません。

この地を調べたシュミットは、ヴォルムバッハの教会を中心とした一帯には、一般の場所では捉えられない、特別な波動が集中的に存在していることを発見したのです。

聖地に広がっている、目に見えないエネルギーを探るというシュミットの調査は、緻密で繊細な作業だったに違いありません。著書の中で、この調査の様子や結果について克明に記録しています。

「ヴォルムバッハでは礼拝堂のほかにも、多くの場所に十字架や礼拝台、小さな岩屋などが点在している。しかし、その地点がなぜ選ばれたかということは、誰にもわからない。ダウザーとしての直感から、そこには何か必然性があるに違いないと考えた私は、それぞれの地点でエネルジェティックな測定を行った」

「波動送波器を用いて周波数を測定し、地図の上にその数値を書き込んでいく。すると地図の上に、幾本もの連続線が浮かび上がってきた。地域全体に、ひとつの並外れた放射網が広がっていたのだ。その中心にあがったのが、ヴォルムバッハの教会である」

彼が記録した測定値を元に描かれた放射帯が、P110の図です。教会の建物周辺と、その内部のエネルギーの分布を、細かく念入りに調査した様子が、この図からも見て取れます。

最も太いものは約70センチ幅の放射帯で、教会の祭壇正面と中廊下を縦に貫いています。教会に入り、祭壇に向かうまっすぐのライン上に、1000キロヘルツの波動が測定されたのです。また、この中心線に交わる38本もの放射帯があり、それらは600～

[図⑥　教会の放射帯]

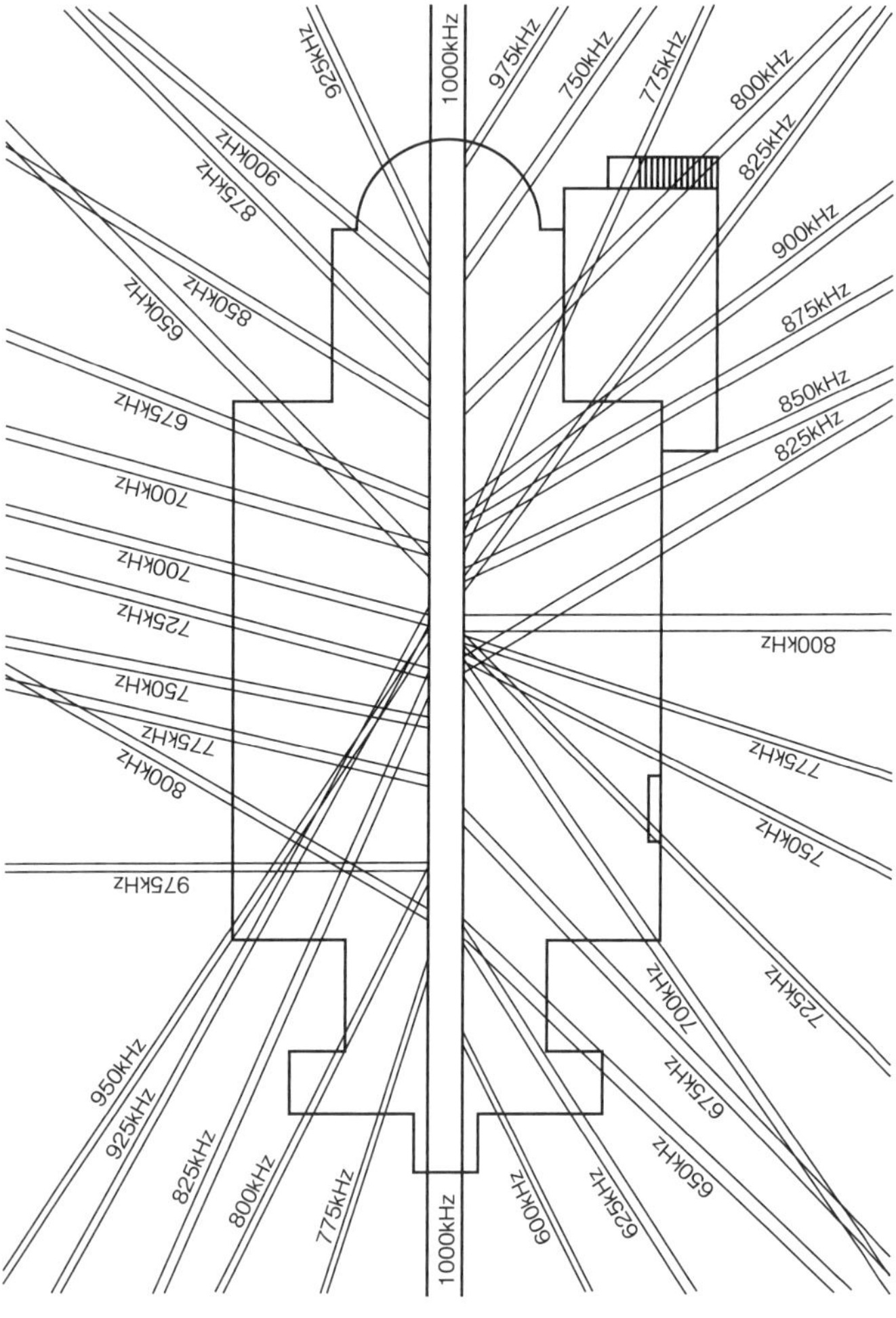

Paul Schmidt「Wormbach ein kosmisches Strahlungszentrum」(1984年) より

975キロヘルツの周波数でした。天然の高周波の帯が、教会の中央から外側へ広がるように、あるいは四方八方から中心で合流するように、存在していることがわかります。さぞかしシュミットは興奮したことでしょう。

さらにシュミットが、礼拝堂の周辺を細かく調べたところ、そこにも驚くような発見がありました。「十字架の道」と呼ばれる教会の参道に沿って、775キロヘルツ、800キロヘルツ、825キロヘルツという3本の放射帯が並んで存在していたのです（P112参照）。しかもその帯は、図でわかる通り、まるで人工的にカーブを描いたかのように、等間隔で整然と並んでいます。

道の右側には、ほぼ50メートル間隔で、14個の岩屋が置かれていました。それぞれの岩屋には、キリストの生涯を表す絵が時系列に飾られていて、田舎の素朴な小道である参道に、宗教的な雰囲気を醸し出しています。ここでも驚くべき発見がありました。岩屋の前に来るたびに、先の3つの周波数に加えてもうひとつ、975キロヘルツを規則正しく検出したのです。見事なまでに、14個の岩屋すべてが、まったく同じでした。

この地に教会を建てた人々は（おそらく修道士たちだと思われますが）、超微細なエネルギーをたどりながら、道を切り開いていったのでしょうか。そうとしか思えないような

[図⑦　十字架の道の放射帯]

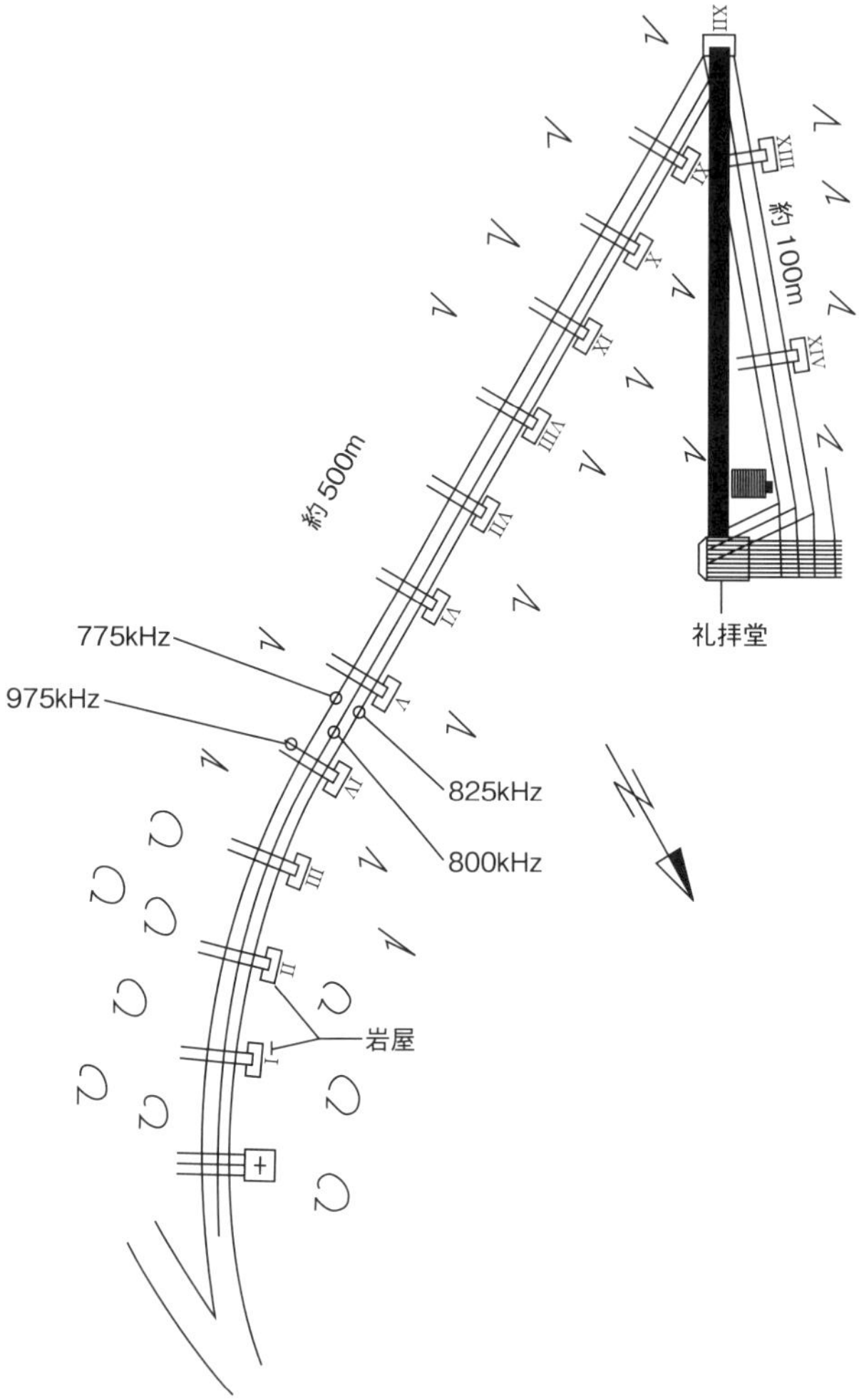

Paul Schmidt「Wormbach ein kosmisches Strahlungszentrum」(1984年) より

正確さです。

完成したこの放射線図は、敬虔なクリスチャンであったシュミットはもちろん、多くのドイツ人たちを驚かせました。教会が建つこの地には、人智を超えた大いなる存在の意思が働いていることを想像せずにはいられません。シュミットは、聖地に存在していた崇高な放射線の帯を、キリスト教的な観点から捉えたのでしょう。1000キロヘルツの波動を**「世の光　イエス」**と名づけています（P114コラム参照）。

私自身、決して敏感なタイプではありませんが、この1000キロヘルツのスポットに足を踏み入れると、なんともいえず清々しい気分になるのを、訪れるたびに経験しています。この感覚は、日本語の「心が洗われる」という感じがぴったりでしょう。他にも、気持ちが落ち着く、呼吸が楽になる、温かさが感じられる、といった感想を述べる方が多いようです。きっと皆さんも、不思議な気持ちになると思います。

ヴォルムバッハ教会の写真はP197で紹介しています。

【コラム】②シュミットが測定した聖なる神秘の周波数

聖地ヴォルムバッハから放射する波動を調べたシュミットは、それが他の場所とは明らかに異なる「特別な放射線」であると報告しています。そして、この場所を「並外れた宇宙のパワーセンター」と表現したのです。教会や十字架の道で検出できた複数の放射線に対して、シュミットは単に周波数で呼ぶのではなく、聖なるもの、神秘的なものであるとして、次のような言葉で表現していました。

＊イエス・キリストにまつわる「聖なる神秘の周波数」

875キロヘルツ＝聖なる幼年時代のイエス
900キロヘルツ＝救世主たるイエス
925キロヘルツ＝イエスの最も聖なる血
950キロヘルツ＝イエスの最も聖なる心臓
975キロヘルツ＝イエスの最も聖なる傷
1000キロヘルツ＝世の光　イエス

1050キロヘルツ＝宇宙の王　イエス

＊大天使にまつわる「聖なる神秘の周波数」

750キロヘルツ＝大天使ウリエル
775キロヘルツ＝大天使スジエル
800キロヘルツ＝大天使ザドキエル
825キロヘルツ＝大天使ノニエル
850キロヘルツ＝大天使ラファエル
875キロヘルツ＝大天使ミカエル
900キロヘルツ＝大天使ガブリエル

日本の皆さんから見るとこれらのネーミングは、いかにもキリスト教的な表現だと思われることでしょう。その場の特別な放射を、周波数という形で明確に検出できたからこそ、こうした表現も生まれてきたと言えます。シュミットは、単なる数値だけでは表しきれない、荘厳で神秘的な波動の違いを、このネーミングで表現しようとしたのかも知れません。

■現代人に失われた「人間も自然の一部」という発想

パウル・シュミットが「並外れた宇宙のパワーセンター」と表現した、ヴォルムバッハの聖地。これほどまでに正確に、規則正しく同じ周波数に沿って、道や建物が置かれたという事実を、どう解釈したらいいのでしょうか？

古い時代の建造物や聖地の遺跡の多くがそうであるように、ヴォルムバッハの教会は、太陽の冬至点と夏至点を正確に考慮して建てられているのが特徴です。そのことからもこの聖地を築いた修道士たちは、天体の動きなど、自然に対する深い理解と、その恩恵を享受する知恵を備えていたのだろうと推測できます。

私たちには、なかなか捉えることができない精妙なエネルギーを、８００年前、あるいはそれ以前の人々は、そのわずかな性質の違いまで感じ取り、知覚できていたということなのでしょう。

つまり、科学技術を手にする以前の人々の方が、現代人に比べて遥かに、見えないものに対する感性が豊かだったと考えることができます。

私たち現代人は、テクノロジーという高度な力を手にしたおかげで、便利で豊かな社会を作り上げました。携帯電話やインターネットは、地球の裏側の人とも、さらには地球の外で仕事をする宇宙飛行士とも、すぐに繋がることができます。

電子顕微鏡を覗けば、遺伝子のようなミクロの世界をつぶさに探究することができ、反射望遠鏡を遥か遠く離れた天体に向ければ、そこで起きている宇宙の壮大なドラマを目の前で見ることもできます。近代以前の人々と比べて、何万倍も優れた視力を手に入れたことになります。

科学の進歩が、人間の認識能力を飛躍的に高めてくれたことは事実です。しかし、その一方で私たちは、大切なものを見失っていないでしょうか？　五感で捉えられるもの、すなわち物質的なものばかりに意識が偏り過ぎていないでしょうか？

昔の人々は私たちのように、自己の都合や便利さだけを優先して、一方的に自然を破壊するようなことはしませんでした。

常に自然のエネルギーと共生し、その恩恵によって幸福な暮らしを営んできました。私たち人間も自然の一部であり、調和という宇宙の秩序のもとに、一人ひとりが生かされています。そのことに対する感謝の念を、近代以前までの人々は忘れることがなかったのでしょう。

かつて人々が大切にしていたもの、目に見えない"いのち"や"こころ"、あるいは自然界の調和というもの、さらには全宇宙のサイクルを司っている大いなる力（あるいは神、創造主、宇宙根源のエネルギーと言ってもいいでしょう）に対する意識が、現代は薄れてきているように思うのです。

地球環境がアンバランスな状態に陥り、様々な問題が浮き彫りになる中で、私たち一人ひとりが、自然とのつながり、宇宙とのつながりというものに、改めて目を向ける必要があるのではないか？　そんな風に感じるのですが……。

聖地に特別な波動が存在しているのは、昔の人々が元々エネルギー的に強い放射のある場所を見つけ出し、そこに祈りの場を設けたからだと思います。

それに加え、そこに集う人々の純粋な思いによって、つまり一心に感謝の祈りを捧げる行為によって、宇宙の本質とのパイプがしっかりつながるという相乗効果もあるのかも知れません。宇宙のパワーが最大限に注がれているからこそ、人々に奇跡的な出来事が起こってくるのだと解釈できます。

■聖地の波動を測定して再現することが可能

パウル・シュミットのドイツ波動健康法の現状を知ろうと、日本からの視察団が、2～3年に一度ドイツを訪れています。その都度、私は案内役となり、「振動医学の聖地」ともいえるヴォルムバッハにお連れしています。

最初の訪問は2002年の春のこと。この時の視察団は印象的で、今でも心に残っています。メンバーの中に、日本で気の研究の第一人者として有名な矢山利彦氏（YHC矢山クリニック院長）がいらっしゃいました。彼が執筆した『気の人間学』は日本でロングセラーとなり、その後、英訳された『Qi Healing:The Way to a New Mind and Body』や独語版『Die Heilkraft des Qi』は、欧米でも広く読まれていました。

その矢山氏を中心として、非常に好奇心旺盛な参加者たちが、パウル・シュミットの測定値が実際に検出されるのか、ヴォルムバッハに波動送波器を持参して、自分たちでも調べてみようと試みたのです。

彼らは、十字架の道、教会の建物の内部、祭壇前など、事細かに測定していました。波動送波器で目盛りを放射線の図に示された数値にセットし、放射図に照らし合わせて、地表の波動を調べていきます。すると、センサーで確かに共鳴が確認でき、視察団の皆さんは、改めてシュミットの測定値の正確さに感心していました。逆に言えば、彼らの測定結果は、誰が行っても常に同じ結果が得られること、つまりパウル・シュミット式バイオレゾナンスの「再現性」を改めて証明しています。

シュミットが「世の光　イエス」と名づけた1000キロヘルツの放射帯では、測定値を見るまでもなく、参加者の誰もが特別な波動を体感していたようです。「すごい！」といった声が何度も聞かれ、通路に腰を下ろして瞑想する姿も見られました。

医師でありながら、気の大家でもある矢山氏は、他の人以上に、敏感にエネルギーを感じていたようです。シュミットが測定した数値は、地面から放射されるエネルギーの周波数でしたが、矢山氏は空間に満ちた波動を独自に測定して、新たな発見をしたのです。検出されたのは周波数「21・2」の波動で、これはアセチルコリンという物質と同じ振動数でした。

矢山氏の説明によると、アセチルコリンは神経伝達物質のひとつで、脳を覚醒するドーパミンとよく似た構造を持ち、覚醒系の脳内物質として機能するそうです。人間の情緒と深く関連している物質の周波数が、教会内の空間に満ちていたということになります。私たちが「爽やかさ」「清々しさ」「研ぎすまされた感覚」を感じるのは、この波動が関係しているのかも知れません。

私の日本の友人は、長野県長谷村と村内の熱田神社や大鹿村で、波動調査を試みています。その結果、ヴォルムバッハ同様に、特別な周波数のスポットが確認できたと報告をしてくれました。東洋・西洋を問わず、世界各地の神聖な場所とされるところには、強力なエネルギーが集まっています。それを私たちは、「心が洗われるような感覚」として感じ取っているのです。

パウル・シュミットが開発した波動送波器は、必要な波動を周波数で選び、送波することができます。もし皆さんが望むなら、その目盛りをセットするだけで、ヴォルムバッハの教会で測定された、1000キロヘルツの波動を再現することも可能です。自宅の部屋に居ながらにして、宇宙のパワーセンターの精妙なエネルギーを受けることができるなんて、ちょっとワクワクしませんか？

世界各地に存在する、有名な聖地も同様で、そこ独自の周波数さえわかれば、波動送波器が聖地の波動を送波することができます。

例えば、聖母マリアの出現で有名なフランス・ルルド。泉の水を飲んで病が改善されたという奇跡が、多数報告されていますが、その「ルルドの泉」の周波数を調べれば、それと波動的に同じ水を再現することも可能なわけです。

私は日本の温泉が大好きなのですが、ガン患者が足を運ぶことで知られる秋田の玉川温泉など、そこにどんな周波数の波動が存在しているのだろうかと、大変興味があります。

また、日本ではここ数年、パワースポットブームが続いているそうですが、波動送波器で聖地のバイブレーションを再生すれば、自宅や職場の空間をパワースポット化することも可能です。

ただし、聖地と同じ波動を再生したからといって、すべての人にとって癒しの空間になるかどうかはわかりません。自分がブロックされている周波数と同じ波動が放射されている場所では、共鳴が起きて、「気持ちいい！」と感じるのです。

その意味で、パワースポットは、万人に「良い」と感じられるところばかりではないと言えます。

生命力を低下させてリスクを高める様々な要因

私たちが暮らしている環境が、常に聖地のエネルギーに満ちていたら、おそらく病気とは縁遠いことでしょう。ですが、現実的にそれは難しいものです。

便利でスピーディーな現代社会は、かつての自然が豊かだった時代の環境とは、かなりかけ離れてしまっています。心身にマイナスの負担をもたらし、生命力を低下させる要因が、身の周りにたくさん存在しているからです。

パウル・シュミットのドイツ波動健康法では、健康に対する重大なリスクをもたらす要素として、次の通りリストアップしています。

＊身の回りにある健康リスクを高めるもの

・紫外線や放射線
・薬剤や有害化学物質
・ウイルスやバクテリアなどの病原性微生物、寄生虫、かび

・食品や水道水の添加物、混入物
・ニコチン、タール、アルコール、カフェインなど
・水銀、鉛、アルミニウムなどの金属
・アスベストなどの粉塵
・アレルゲンとなる花粉やハウスダスト
・酸とアルカリのアンバランス
・電磁波などによるエレクトロスモッグ
・不安や恐怖感、怒り、悲しみなどの精神的ストレス
・他人の憎しみや怒りなどを受けることによる波動的なストレス
・地下水脈、断層、碁盤目などのジオパシックストレス

お気づきかと思いますが、最後の2項目を除いては、現代の病理学においても問題視されているものです。パウル・シュミット式バイオレゾナンスではさらに掘り下げて、これらの危険因子が、物質的な肉体レベルで影響を及ぼすより先に、エネルギーボディに対して有害に作用することを重要視しているわけです。

健康を損なうリスクが身近にあるからといって、すぐさま病気につながるわけではありません。私たちのからだは、たとえ外部から危険なもの、害を与えるものが侵入しても、本来備わっている抵抗力や免疫力が働いて、外へ排出したり無害化することで、健康な状態を維持しようとします。

ところが、エネルギーボディがダメージを受けて、生命力が低下すると、本来の機能が発揮されなくなるのです。微細なエネルギーのレベルで、健康を維持する力が安定せず、しまいには細胞や臓器といった肉体もダメージを受けてしまうことになります。様々な危険因子にさらされる生活を送っていると、知らず知らずのうちに気の流れがブロックされ、時間の経過とともに病気を発症しやすくなると言えます。

第2章に登場した医師のエルマー・ウルリッヒ氏は、私たちのからだには「抵抗力」があり、それを樽に例えて次のように説明しています。

「私たちの抵抗力の大きさを、木の樽だと考えてみてください。その樽の中に、危険因子がどんどん積み重なっていくと、いつかあふれ出てしまいます。蓄積している量が許容範囲を超えた時、病気や症状となって現れてくるのです。

例えば、煙草を吸って、体内にニコチンやタールがどんどん溜まれば、肺ガンの危険性

[図⑧　からだに負担を与える因子]

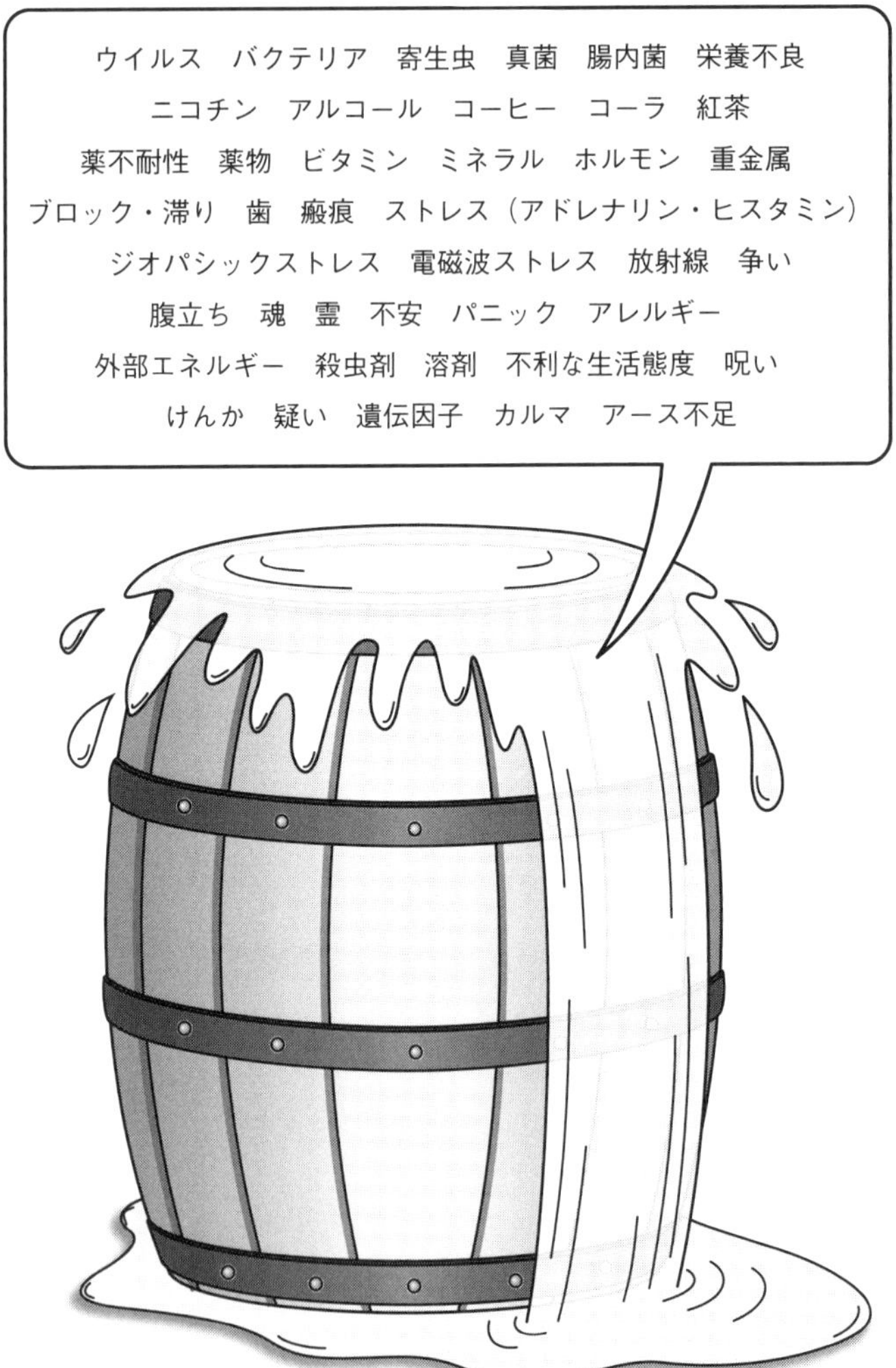
ウイルス　バクテリア　寄生虫　真菌　腸内菌　栄養不良
ニコチン　アルコール　コーヒー　コーラ　紅茶
薬不耐性　薬物　ビタミン　ミネラル　ホルモン　重金属
ブロック・滞り　歯　瘢痕　ストレス（アドレナリン・ヒスタミン）
ジオパシックストレス　電磁波ストレス　放射線　争い
腹立ち　魂　霊　不安　パニック　アレルギー
外部エネルギー　殺虫剤　溶剤　不利な生活態度　呪い
けんか　疑い　遺伝因子　カルマ　アース不足

が高まりますが、それだけではありません。体内に留まるニコチンやタールの波動的な影響が、あらゆる病気の危険性を大きくしてしまいます。煙草に含まれるニコチンやタールの害が最も危険なのは、その固有の波動が、からだに負担を与える他の波動と一緒になって、生命エネルギーの流れをブロックし、生命力を弱めてしまうことにあると言えるでしょう」

煙草を吸う方の中に、「ヘビースモーカーでもガンなるとは限らない」とおっしゃる方がいます。確かに喫煙者が100パーセント、ガンを発症するわけではありませんが、たとえ肉体に症状が出ていなくても、確実に生命力が低下して、健康リスクを高めていることは間違いないのです。

現に、日常生活を送る中で、私たちは数多くの危険因子に接触しています。それらが体内にどれだけ蓄積されているかは、暮らしている環境やライフスタイルによって、人それぞれ違ってきます。危険因子がどれであれ、全体としてたくさん蓄積すればするほど、からだへのマイナスの影響が強化されます。

あちらこちらにエネルギーのブロッケード（滞り）、つまり気の流れが悪くなったところができてしまい、そこに比較的大きな危険因子が加われば、たちまち気の流れが塞き止められ、からだの異常につながることは明らかです。表面的に健康に見える人でも、見えないレベルで生命力がすでに低下しているかも知れないのです。

■WHOも指摘するエレクトロスモッグによる人体への負担

先の健康リスクを高めるリストの中に、「エレクトロスモッグ」というものがありました。日本の皆さんには馴染みのない言葉だと思いますが、次頁の図のように、様々な機器から生じる電磁波があふれている空間のことを言います。ヨーロッパではすでに、電磁波は人体に有害であることが一般に知られてきました。

現代は電気を大量消費する社会です。電気が流れているあらゆる場所に、電磁波は発生します。テレビやラジオ、電子レンジなどの家電製品、コピー機やパソコンなどのOA機器、常に持ち歩いている携帯電話というように、身の周りにエレクトロスモッグが存在しますが、現代人はまるで空気のように、気にすることなく生活している状況です。

電気を送るための高圧送電線、携帯電話の電波を中継する基地局、テレビやラジオの通信放送用電波塔が、人々のニーズに応えるように街中に設置され、またオール電化住宅も急増しています。そうした現状に比例して、エレクトロスモッグによる健康被害が増え続

[図⑨　人体を取り巻く様々な電磁波]

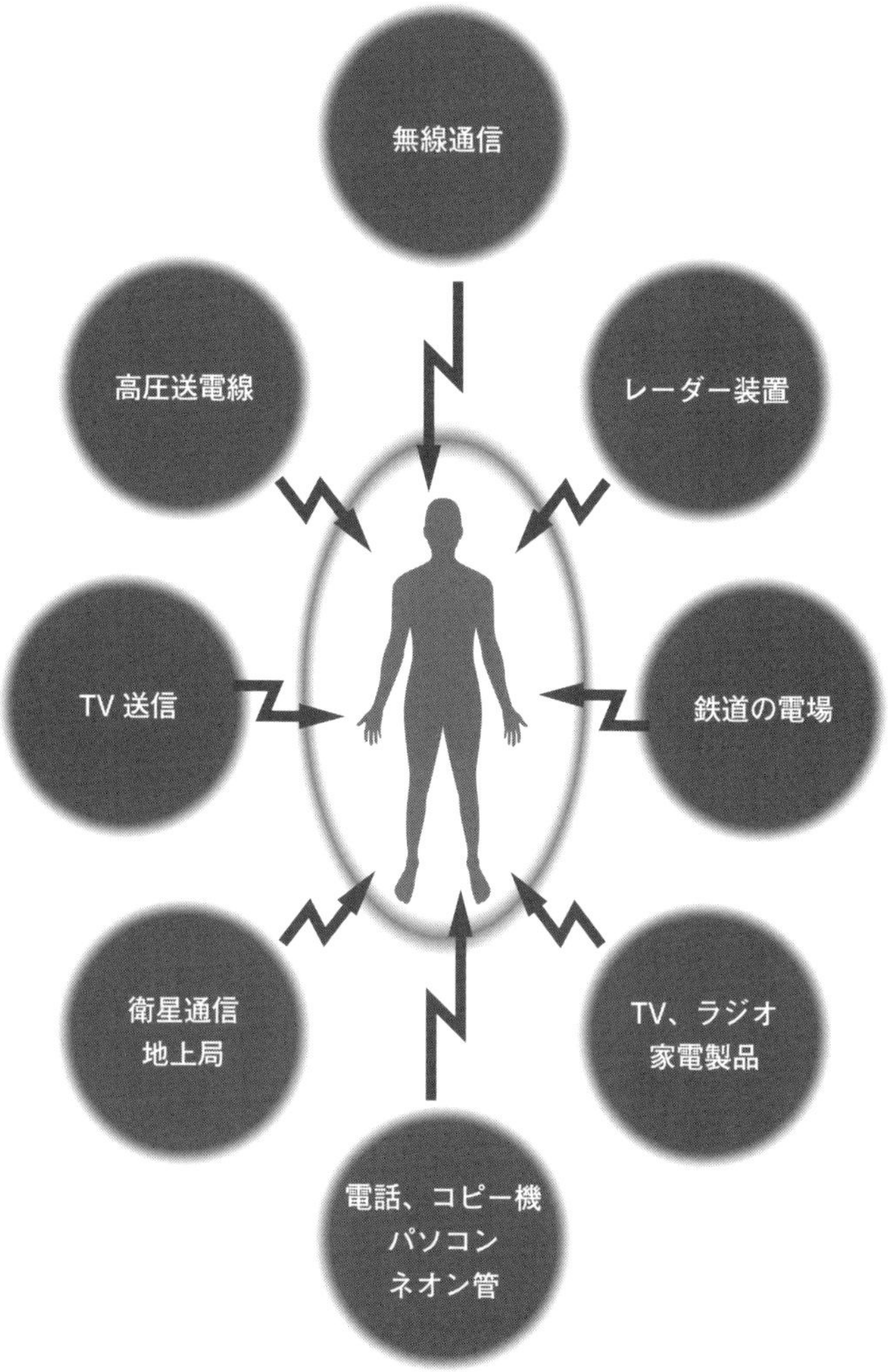

けているのです。

不眠、慢性的な疲労、神経過敏、皮膚のかゆみ、目の乾き、目眩、集中力欠如、倦怠感などの症状は、電磁波からの影響によるものとして、ヨーロッパ諸国では「電磁波過敏症」として認知されています。

特に、強度の電磁波を受ける居住環境では、そのリスクは数倍、数十倍に跳ね上がることは明らかです。実際、ＷＨＯ（世界保健機関）の小児白血病に関するデータ分析によると、高圧送電線の近くに住んでいる子どもは、そうでない子どもと比べて、白血病の発症率が２倍も高いことが明らかになり、ＷＨＯは各国に対して予防的措置をとるよう勧告しています。

こうした現状に対して、環境意識の高いヨーロッパではすでに、高圧送電線鉄塔の建設は郊外に制限したり、送電線はアースを取って地下に埋めるなど、各国それぞれの対策がとられています。後ほど詳しくお伝えしますが、近年、**「バウビオロギー（建築生物学）」**（Ｐ１４４参照）という新たな学問が生まれ、住環境とそれを汚染する各種ファクターの研究が盛んに行われているのも、危機意識の表れと言えます。

人体にリスクをもたらすものを調査し、対策を立てて身を守ろうというのは、当たり前の発想です。バウビオロギーでは、電磁波によるエレクトロスモッグの他に、シックハウスの原因となる有害化学物質、ビルの配管内で繁殖し、感染した人に肺炎を引き起こすレジオネラ菌などの微生物などが研究対象とされ、さらに最近では、ジオパシックストレスが盛り込まれることが多くなっています。

日本の場合、ヨーロッパと比較して、環境に対する意識は低く、危機管理対策は非常に立ち後れているように思えます。近年、電磁波の危険性を訴える市民グループなどが声をあげ、実際の健康被害が報告されるなど、危機感を持つ人が増えつつあるようですが、まだまだ一部の人に限られています。すでにエレクトロスモッグによる様々な不調に悩まされながら、医療機関ではこれと言った原因が見つからず、適切な治療やサポートがないまま、症状が進行してしまう人は少なくないはずです。

国として何か対策を講じたり、注意を呼びかけることもないとしたら、一般的な認識が広まることはまだ先になるものと考えられます。まずは、「自分の健康は自分で守ろう」という意識を持ち、正しい情報を調べたり事実を知ったうえで、自衛手段を講じることが大切だと思います。

[図⑩　電磁波の種類とガイドラインの比較]

●電磁波の種類

主な用途	周波数	電磁波の名称
一般の家庭用電気製品	50～60 ヘルツ	超低周波
無線通信、ラジオなど	20000～300 メガヘルツ	高周波
携帯電話、ワイヤレスLAN、IHクッキングヒーターなど	300 メガヘルツ～300 ギガヘルツ	マイクロ波

※マイクロ波に関しては、いくつもの異なる主張や見解があるものの、健康障害の可能性として、「脳波の変化」「視覚障害」「血圧・血流障害」「幼児の発ガン性」などが指摘されている。

※1日30分の携帯電話使用を10年以上続けた場合、脳腫瘍の一種であるグリオーマ（神経膠腫）の発生する危険度が40パーセント以上高まるとしている。

［2011年5月／国際ガン研究機関による調査結果］

●寝室におけるバウビオロギーのガイドライン（低周波）

	交流電場（ボルト／メートル）	交流磁場（ナノテスラ）
目立たない	1V/m 未満	20nT 未満
少し目立つ	1～5V/m	20～100nT
強く目立つ	5～50V/m	100～500nT
極度に目立つ	50V/m 超	500nT 超

※1ミリガウス＝100ナノテスラ（日本でよく使われているミリガウスはナノテスラの100倍、つまり1mG=100nTです）

大地からの放射による「ジオパシックストレス」

健康に対する重大なリスクの最後にリストアップされていた、**「ジオパシックストレス」**。日本の皆さんには、ほとんど認知されていないようですが、ヨーロッパでは以前から、「ジオパシックストレスが健康に被害を及ぼす」として、問題にされてきました。

ジオ［Geo］とはギリシャ語由来で「地球・土地」の意味。パシック［pathic］は「苦痛」を意味するギリシャ語パトス［pathos］からきた言葉。

ジオパシックストレスとは、そこに住む人々にとって苦痛をもたらす、地中から放射される刺激的な影響のことを言います。

環境意識の高いヨーロッパでは、多くの人がジオパシックストレスを認知し、その対策に関心を寄せています。

例えばイギリスでは、チャールズ皇太子がロッドを使った水脈探知に大きな関心を持っていることが知られています。

■きっかけとなった「ガンの家」

話は前後しますが、ドイツでジオパシックストレスに関する研究が初めて行われたのは、1920～30年頃のこと。その発端となったのが、「ガンの家」と呼ばれる特殊なお宅の原因追及でした。住んでいる人が、親、子、孫と続けてガンで亡くなっているケースがいくつもあり、かねてから不思議に思われていたのです。

現代医学では、それを遺伝的なものと解釈するでしょうが、ドイツでは、まったく別の角度からも原因を突き止めようとしました。その方法はダウジングでした。

ドイツでよく見られる石造りの家では、いったん家を構えると、親から子、孫へと代々その家を引き継ぎ、同じ寝室の同じ場所にベッドを置いて寝るのが普通です。そこで、家が建っている環境や土地に、何らかの原因があるのではないかと推測したわけです。

実際に「ガンの家」の究明に携わった医師、スイス・グラールス州のヨーゼフ・コップ博士の報告を、ここで紹介しましょう。

「15軒の一戸建て住宅が並ぶ地区で、5件のガン症例が出たが、そのうち4件は乳腺腫瘍

（乳ガン）、1件は肝臓ガンだった。水脈探知の調査をしたところ、5軒のガンの家すべてに共通して、その下に1本の水脈が存在することが判明した」
「自分が働いていた地域のある場所で、この20年間にガン死亡者（213人）が出た家の一覧表を作成し、ダウザーに土地を調べてもらった。すると、ガン死亡者に、家の地下に放射帯が発見された。その際明らかになったことは、ガン死亡例の99パーセントにおいて、203の刺激帯に、ガンに典型的とされる周波数が認められた」

また、チューリッヒのフェルディナント・ザウアーブルーフ教授は、次のように報告しています。

「ガンで死亡した老人の住まいを調査したところ、水脈が交差する地点を指摘することができた。その上で、胃ガンが発生したのだった。同じ住まいの中に、6人の子どもがいた家族が住んでいたが、3人の子は最も早い少年時代に死んでいた。実際、子どもは地球放射線を感じやすい。私は、糖尿病、リウマチ、喘息、神経痛、血栓症などの他の重病も、地球放射線の上に確認することができた」

これらの報告にもあるように、「ガンの家」と呼ばれるお宅の地層を、ダウジングによって調べたところ、必ずと言っていいほど水脈や断層が大地の中に存在していることがわかりました。さらに「ガンの家」の象徴的な傾向として、亡くなった人々の寝室の、まさにベッドの下に刺激となる放射帯が発見されたのです。

寝室というのは、1日の3分の1を過ごす場所。しかも睡眠中というのは、無意識、無防備な状態で、最も影響を受けやすいと言われています（波動調整をする場合も、最もリラックスしている睡眠時の方が、より効果的です）。

常に大地の下から放射されている波動的なストレスの影響を、毎晩受け続けていたとしたら……。健康や精神状態に何らかの不調が起こってきて当然です。代々同じ家で、ベッドの位置を変えることなく住み続けていれば、親から子、孫へと、同じような病気が伝わっていくのも不思議ではないでしょう。

過去に行ったバイオレゾナンスによる調査から、特筆すべきことがあります。

地下に水脈や断層のあるところにベッドを置いている人たち（その大半がからだの不調を訴えていたのですが……）の波動を調べたところ、共通した周波数でセンサーが特定の反応を見せたのです。

具体的には、水脈64・0、62・5、断層14・0、34・0の周波数の波を送った時に、先端が上下または左右に振れるという動きが共通していました。

ここで測定したのはその人のからだの波動であり、正確に言うとエネルギーボディに生じた気の滞りです。センサーで水脈や断層の周波数との共鳴がキャッチされたということは、そのブロックがエネルギーボディに存在しているということになります。つまりこの反応は、その方のからだがすでに、水脈や断層から負担になる放射の影響を受けているということを意味しているのです。

よく「枕が変わると眠れない」という人がいます。旅行でホテルや旅館などに泊まる際、いつもと違う環境に慣れずに安眠できないというケースは、実は、地中の水脈や断層からくる波動の影響によることも多いようです。

また、近年、不眠症の人がとても増えています。何時間眠ってもからだの疲れがとれない、気分的にすっきり目覚めない、という方があなたの周りにもいませんか？　慢性的な病気、イライラや肩こりなど、なかなか解消しない不調も、実は大地の下からくる見えないエネルギーの影響を受けているケースが少なくありません。

薬を飲んだり、セラピーを受けたり、様々な治療を試したところで、夜眠ればまた刺激的な波動をからだに受けてしまいます。その原因から遠ざかること、つまりベッドの位置を変えたり、別の部屋で眠るなどの対策をする必要があると思われます。肩こりや不眠が続けば、いずれ重大な病気に発展する可能性もありますから、心あたりのある方は、一度、ジオパシックストレスの影響を調べてみてもいいかもしれませんね。

■ジオパシックストレスの原因となる土地に潜む危険要素

振動医学推進協会のメンバーには、医師や治療家だけでなく、ジオパシックストレスに関する専門家もいます。彼らの研究から、ジオパシックストレスの原因として、次のようなものが明らかになっています。

- 大地の下を流れる被圧下の水脈からの放射
- 断層や地面の亀裂、洞穴からの放射
- 地中にあるラジウムなどの放射線
- 地磁気の広域碁盤目、対角線碁盤目

地球の磁場、重力場における土地の放射を刺激帯と言い、地表を網の目のように走っています。

「広域碁盤目」は「グローバル・グリッド」とも呼ばれ、北極と南極とを結ぶ地磁気の網の目のことを指します。平行の帯は、だいたい2～3メートル間隔に存在します。縦と横が交差する網目の極性は、プラス極とマイナス極が交互に存在するため、ストレスになるポイントが、だいたい5～6メートルおきにあると言われています。

「対角線碁盤目」というのは、広域碁盤目に対して、斜めに走る刺激帯のことです。その網目の交わるポイントでも、やはり負荷をもたらす放射が確認されています。広域碁盤目同様に、そのような刺激帯で日常的に長時間過ごしていると、心身に影響を受けることになります。

これらの刺激帯が走っているところでは、その地上でしばしばレンガの壁の亀裂や、コンクリート舗装のひび割れが繰り返し生じたり、草木が少ない、奇形の樹木が生えるなど、他とは違う様子が見られます。

すべての草木が刺激帯を嫌うかと言うと、そうではなく、刺激帯を好んで生息する植物も存在します。例えば、桜、栗、水蓮、柳などは、大地の下に水脈や断層などが存在してい

[図⑪　地下にある刺激帯]

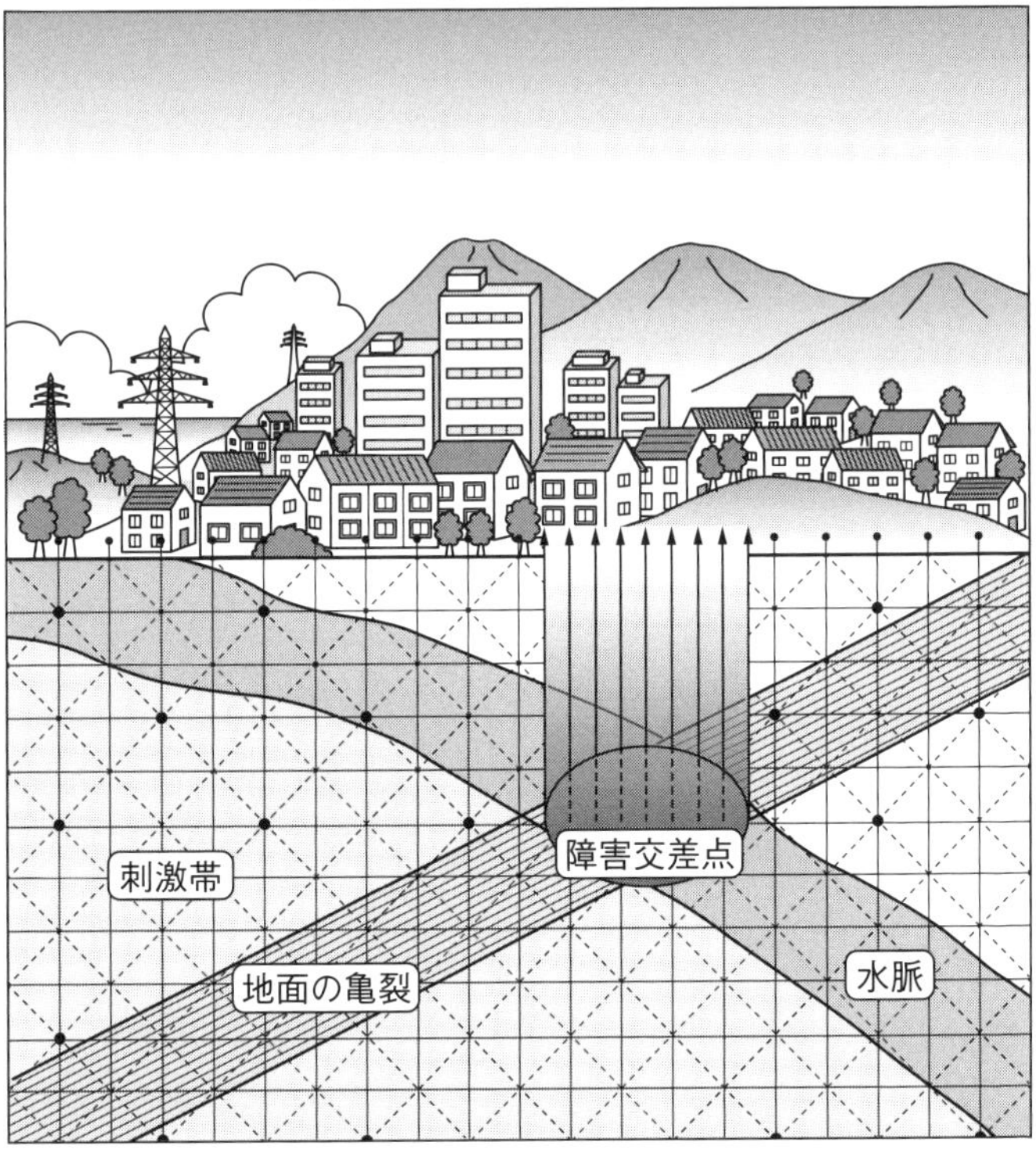

る場所の方が、生育が良い場合がほとんどです。

また、動物や昆虫も、刺激帯を避けるものと、逆に好むものとに分かれます。猫やアリ、ミツバチは、刺激を好むグループに属します。

よく猫がいつも同じ場所に寝転がっていることがありますが、実は大地からの刺激のある場所を感じ取り、その場で過ごしているのだと考えられます。動植物の例からもわかるように、すべての生き物が刺激帯の上で負の影響を受けるわけではありません。

しかし私たち人間の場合、微細なエネルギーの刺激を無意識のうちにダイレクトに受けてしまうことは明らかな事実です。エネルギーボディのどこかに異常が発生することで、生命力や免疫力が低下し、様々な心身の不調、慢性的症状を引き起こす危険性が高くなるわけです。

自然界で起きる現象となると、防御することは難しいもの。目に見えず、肌で刺激を感じることもないだけに、私たちは知らないうちにその影響を受けてしまいます。影響から逃れるためには、日常過ごす住環境やオフィス環境で、大地からの様々な刺激帯がないかどうか、あるいは電磁波による刺激はないか、波動送波器を使って調べ、もし刺激帯があるようなら、ベッドの位置やデスクの位置を移動させるなどの対策をとることが第一です。

自己防衛の手段として、パウル・シュミットは、バイオレゾナンス理論を応用した独自の住空間調整器を開発しています。これを室内に置いておくだけで、ジオパシックストレスやエレクトロスモッグによる影響を大幅に軽減することができます。

【コラム】③大地からの刺激帯を好む植物と嫌う植物

樹木、野菜などの植物には、刺激帯があるところでよく育つ植物と、刺激帯があるところでは元気に育たない植物とがあります。

刺激帯を好む植物

かえで、あんず、竹、栗、桜、もも、木蔦、柳、オーク、ハンノキ、カラマツ、イエロープラム、ポプラ、西洋スモモ、ヤドリギ、よし、イラクサ、アザミ、木苺、アスパラガス、豆、トネリコ、シダ、トウヒ、雛菊、ゲニスタ、カラスムギ、ハシバミ、イヌサフラン、ニワトコ、フキタンポポ、クローバ、にんにく、ハッカ、ラヴェンダー、ケシ、きのこ、アサツキ、涙茸、水蓮、モミ、ベラドンナ、トマト、イトラン、薬草（非常に多くの）

刺激帯を嫌う植物

つつじ、アルプスシャクナゲ、アラリア、シラカバ、りんご、西洋梨の木、バナナ、ベゴニア、ブナ、スグリの木、サボテン、ライラック、テンジクアオイ、クルミ、シナノキ（洋種菩提樹）、松、楡、プラタナス、桜草、バラ、ひまわり、スミレ、草花（多くの）、カブハボタン、カリフラワー、きゅうり、にんじん、じゃがいも、セロリ、サラダ菜、レタス類（ほとんどの）、豆果（ほとんどの）、エンドウ、穀類（ほとんどの）、とうもろこし、大麦、ライ麦、小麦

安全で快適な住空間を見極める「バウビオロギー」とは？

エレクトロスモッグ、ジオパシックストレスと、詳しくお伝えしてきましたが、身近にありながらそれらの放射を感知できないため、「現在の住環境で、気づかぬうちに影響を受け続けているのかも知れない」と、本書をお読みになって不安に感じる方も少なくないと思います。

２０１１年５月、ＷＨＯの専門組織である国際がん研究機関（IARC）は、「無線の電磁波によるがん発症の可能性」に関する報告書を発表しました。

これによると、携帯電話から出る電磁波によって、グリオーマ（神経膠腫）と呼ばれる脳腫瘍を引き起こす危険度が増す恐れがあり、そのリスクの度合いは５段階中３番目になるとされています。

こうした事実も、意識的に情報を求めたり、注意深く関心を寄せていないと、知らないまま過ぎてしまうものです。自分の健康を守るには、確かな情報をキャッチするセンサーや真実を見極める目が必要だと言えるでしょう。

私たちが暮らす土地や住空間に、健康を損なう様々な要因が潜んでいることが明らかになってきたことに関連して、ドイツでは近年、「バウビオロギー」と呼ばれる学問への関心が、急速に高まっています。

これもあまり知られていない言葉だと思いますが、バウビオロギー［baubiologie］とは、「建築」を意味する［bau］と、「生物学」を意味する［biologie］を合わせた造語で「建築生物学」と訳されます。

ドイツのアントン・シュナイダー博士が1970年代に提唱した、安全で快適な住まいと私たちの健康について考察・研究しようという学問で、80年代にはヨーロッパ各国やアメリカなどに一気に広まりました。

研究テーマとしては、人の生活環境を汚染するファクターにどのようなものがあるのか、それらが私たちの心身にどれほどの影響を及ぼすのか、健康被害を避けるためにはどう対策したらいいのかなど多岐に渡り、様々な調査や研究が進められ、情報やデータが収集されています。

具体的な原因としては、シックハウスにみられる有害化学物質、ビルの配管内で繁殖して、感染した人に肺炎を引き起こすレジオネラ菌などの微生物、マイクロ波や交流電磁場によるエレクトロスモッグなどがあげられます。

発祥から約40年のドイツでは、バウビオロギーの概念が社会的に浸透し、すでに多くの人々が環境対策の重要性を認識しています。

住まいを建てる場合、土地環境だけでなく建築物に関しても、バウビオロギーの研究成果を踏まえて設計されることが多く、国が定める建築基準やガイドラインにも、バウビオロギーの提案が参考にされています。

パウル・シュミット式バイオレゾナンスは、いわば原因指向のトリートメントです。例えば、偏頭痛や不眠の症状がある場合、西洋医学では頭痛薬や睡眠導入剤を処方し、表面に現れている痛みを消したり、緊張や不安を取り除くことで、手っ取り早く状況を改善しようとします。一方のバイオレゾナンスでは、そもそもの原因を調べ上げ、ジオパシーや高周波電磁波が原因であることを突き止めたら、ハーモナイズを通して、エネルギーボディに生じているブロックを解消することを目指します。

バウビオロギーはさらに深く踏み込んで、頭痛の原因と考えられる電磁波やジオパシーが、住環境のどこに生じているのかを探り出していきます。寝室のベッドの近く（睡眠中、頭の近い位置）にコードレスフォンが置かれていたら、睡眠中は電源プラグを抜くようアドバイスする、ベッドの下に水脈の存在を確認したら、ベッドの位置を変えるなど、からだに負担を与えるストレス源を取り除きます。

あるいは、壁面からエレクトロスモッグが発生していることを見つけたら、電磁波を遮蔽する壁用塗料、カーテンや布カバーといった具体的な対策法を提案します。現在の環境から、少しでも健康被害を軽減することが、バウビオロギーの役割なのです。

バウビオロギーの研究対象に含まれる、ジオパシーやエレクトロスモッグといったストレス源。それらの健康被害に関する研究と対策法は、パウル・シュミットが長年に渡り先駆的に取り組んできた、最も豊富な知識とデータを誇る専売特許とも言える分野です。

そこで、教育・研究機関のパウル・シュミット・アカデミーでは、社会のニーズに応えるべく、バウビオロギー専門家の養成をはかることにしました。多岐に渡るバウビオロギーに関する専門知識、測定技術などを教え、一定レベルまで習得できた者に、「バウビオロギー測定技術者」の民間資格を与えています。

すでにバイオレゾナンスを実践している医師や治療家が、新たな知識として資格を取得するケースが多くみられる一方、バウビオロギー測定技術者という肩書きで、専門的に仕事をする人も増えています。彼らは住環境の安全に関する詳しい知識を活かし、バイオレゾナンス実践機を用いて、寝室におけるジオパシックストレスの有無を調べたり、専用機器でエレクトロスモッグを測定して、住まいを建てる際のコンサルティングや環境対策のアドバイスを行うなど、バイオレゾナンスの専門家と連携して、健康リスクの少ない快適な環境作りに貢献しています。

■日本初のバウビオロギー測定技術者資格を認定

ドイツをはじめヨーロッパ各国で、住環境に潜む健康リスクに対する問題意識が高まっていますが、皆さんが暮らす日本の場合はどうでしょうか?

実は十数年ほど前に、日本にもバウビオロギーが紹介され、主に建築の専門家たちによる研究会が設立されています。ですが、残念なことに一般の人々の間では、その言葉も概念もほとんど知られていません。

シックハウスに関しては、アレルギー性皮膚炎、ぜんそく、自律神経失調、偏頭痛、慢性疲労など、多様な健康被害をもたらすと言われ、日本でもその対策が建築基準法で定められていると聞いています。

しかし、本来のバウビオロギーでは、そうした病気を引き起こす要因が、建材などに含まれる化学物質のみによるとは考えず、むしろジオパシックストレスやエレクトロスモッグが絡んで、いっそうの健康被害を拡大させることになると認識しています。

残念ながら、私も含めてほとんどの人が、この目に見えないエネルギーの負担に対して、あまりにも鈍感です。たとえそれを感知するセンサーを持っていたとしても、悲しいことにまったく機能していません。元々は全員に備わっていたはずですが、文明の発達と共に持っていた能力を休眠、退化させてしまったのかも知れません。

ジオパシックストレスやエレクトロスモッグの影響を心配する声は、まだまだ一部の人に限られている日本の場合、当然ながら、その詳しい調査や対策がなされていないようです。

周囲を見回してみてください。今日、どのお宅にも、電子レンジや電磁調理器、パソコン、コードレスフォン、携帯電話、通信を可能にしている無線ＬＡＮなどが、当たり前に存在しています。

この１００年余りで、それ以前にはなかった膨大な数の電線と機器が誕生し、異なる周波数を送信する施設の数は、今なお増え続けているのです。 私たちは気づかないだけで、相当量のエレクトロスモッグの中で暮らしていることは間違いありません。

光化学スモッグなら、目に見えるのでそこから離れようとしますが、エレクトロスモッグは、目に見えなければ臭いもなく、耳で聞くことも感じることもないため、その影響がからだにどれほど負荷をかけているのかもわかりません。エネルギーボディに負担が蓄積し、やがて肉体に何らかの影響が現われても、まさかその原因が寝る時に使っていた電気毛布や、目覚ましのために枕元に置いていたラジカセにあるとは思いも寄らないでしょう。

バウビオロギーによる調査研究の中で、エレクトロスモッグの発生源として、注意が必要だと指摘されるものにコードレスフォンがあります。おそらく皆さんのお宅でもお使いでしょう。電気製品は、基本的に電源コードがコンセントに差し込まれていなければ、電磁波の影響はほとんどありません。また、たとえ電源が入っていても、発信源からの距離に反比例して、影響は小さくなります。

一般的なコードレスフォンの場合、特に親機は常に電源が入った状態で使用するというだけでなく、通話中でなくても、24時間、送信状態になっているのです。このため、周囲には途切れることなく電磁波が発生していることになります。

また、子機の場合は電話がかかってきた時とかける時に、充電器の交流電場に加えてマイクロ波が発生し、エレクトロスモッグの負担も大きくなるわけです。この状況は、同じ建物の中にいて、親機と子機で通話する際もまったく同じです。こうした現実をふまえ、少しでも健康被害を減らすために、バウビオロギーの専門家のアドバイスが求められるのです。

ここにきて、私たちが暮らす地球環境の変化が著しいことを、多くの人が指摘しています。見えないエネルギーの影響が、今後無視できない状況になると警告する声もあります。心身への負担が大きくなることが予想されるのに、何も対策をしないまま健康が損なわれることなど、誰が受け入れられるでしょうか？　ヨーロッパ水準に近づくためには、日本でも早急にバウビオロギーに基づく対策に取り組む必要があるだろうと、来日のたびに感じていました。

ようやく機が熟し、２０１２年の秋、振動医学推進協会の日本支部が中心となり、ドイツの専門家を招いて、バウビオロギー測定技術者の養成講座が開かれました。

講師を務めたのは、パウル・シュミット・アカデミーで実績がある、ヴォルフガング・ジーヴァース氏です。

専門的な知識や情報、最先端のドイツにおける様々な対策法などについて伝えられ、バイオレゾナンス実践器を用いた測定法や交流・直流電磁場を測定するフィールドメータやマイクロ波測定器の使用法といった、実践指導もありました。

参加者は、医師、歯科医師、柔道整復師、マッサージ師、カイロプラクター、一級建築士など、多彩な顔ぶれで、皆さん真剣な様子で受講されていたと聞いています。

短期間で非常に密度の濃い、質の高い講義を受け、最終的な技能試験で合格ラインを通過した方に、パウル・シュミット・アカデミーからバウビオロギー測定技術者の民間資格が与えられました。

ドイツのパウル・シュミット・アカデミーで研修を積んだバウビオロギー測定技術者は、交流電場・磁場、直流電場・磁場、マイクロ波、そしてジオパシー(水脈・断層等からの放射)も測定しています。日本でパウル・シュミット・アカデミーの民間資格を得られた方々も、ドイツと全く同じ測定を行っています。

日本におけるバウビオロギーは、まだまだこれからという段階ですが、いち早く知識や技術を身につけた方々は、様々な機会に測定経験を積んで、さらに技術を高めることはもちろん、先駆者として情報を広く伝えていく役割を担っていると思います。これからの活躍が期待されます。

バウビオロギー測定技術者は、これからの時代、さらに必要とされるでしょう。日本でも見えないエネルギーに対して人々の関心が高まり、安心で安全な住環境の整備や対策が、速やかに進められていくことを願っています。

■生命エネルギーのバランスが整えば、不調は解決に向かう

私たちが暮らす環境には、心身に不調和をもたらすエネルギー的な要因が、多数存在することをお伝えしてきました。その影響をまともに受けてしまい、何らかの病気を発症する人もいれば、まったく同じ環境に身を置いていても健康に過ごせる人もいます。その違いは、個々の生命力の強さや、全身の気がスムーズに流れているかどうかに左右されます。

病気が起こるのは、本来のバランスが崩れて生命力が衰えた時です。

60兆個といわれる私たちの細胞は、たとえ一部の細胞の異常が発生しても、免疫力、治癒力が働いている限り、正常な状態に戻るようにコントロールされています。ところが、生命力が衰えていると、本来のコントロール機能が働かず、異常な細胞の増殖を許してし

まいます。

パウル・シュミット式バイオレゾナンスにおける考え方は、中医学のそれと同じです。全身くまなく循環する生命エネルギー（気）のルートがあり、そのどこかでブロック（滞り）が発生して、スムーズに流れなくなったり流れが止まってしまうと、病気が発生すると考えています。細胞や臓器に「いのち」を与えているものが、届かないわけですから当然です。「エネルジェティック・ブロッケード（気の流れの滞り）」とは、このように生命エネルギーの流れが阻害された状態のことをいうわけです。

またパウル・シュミットは、７つのチャクラを経由してからだに取り込まれる気の流れを「制御流」と呼んでいます。制御流はチャクラから、小脳、大脳、次に12の主経路を形成している松果体、辺縁系中枢、視床下部、基底核へ流れます。さらにそこから、脳下垂体前葉、後葉、そして視床へ分配されます。すべての腺は、頭部の咽頭上部にあります。これらの腺を通り抜けた後、内分泌腺を経由するか、ダイレクトに臓器へと流れていきます。

多くの不具合の原因が、生命エネルギーの滞りであるなら、その滞りを解消することがトリートメントの目的となります。このようにシンプルな発想ゆえに、パウル・シュミット式バイオレゾナンスは、一般の人々にも受け入れられ、実践しやすいのです。

パウル・シュミットが開発したバイオレゾナンス実践機には、心身のエネルジェティックな状態を調べるためのテスト用プログラムや、制御流をベースに複数の基本周波数を組み合わせたハーモナイズ用プログラムなどが内蔵されています。これを利用することで、波動チェック、ハーモナイズが、初めてでも簡単に使えるよう工夫されているのです。

波動チェックで気の滞りを見つけ出すことができれば、その段階ですでに調整が始まっています。エネルギーボディの異常を発見した（滞りに共鳴した）周波数は、そのまま滞りを解消する周波数として機能し、送波し続けることで、本来のバランスが整った状態へと導いていくからです。

心身の健康は、日頃の心がけと実践により維持できるもの。ヨーガや気功、呼吸法、瞑想などを日課にする、バランスのとれた食事をする、睡眠を充分にとる、適度な運動を行うなど、気をつけている方は多いと思いますが、バイオレゾナンス実践機を使って手軽に健康維持をはかることが可能です。後に紹介する方法で、チャクラを活性化し、スムーズな気の流れを保つことがポイントです。

薬による治療を続けている方で、なかなかその効果が現れてこないという場合も、実は気の流れのどこかにブロックが生じていることが少なくありません。そのようなケースでは、ハーモナイズによって気が流れはじめると、治癒力が引き出されると同時に、薬の成分に対する感応が良くなり、症状が改善していくようです。

心の状態が健康に大きな影響を持つことは、すでに多くの方が実感されています。怒りや悲しみ、精神的なショックは、気づかぬうちに、肉体に害を引き起こしてしまいます。私たちは常に、からだ、心、魂のバランスがとれているよう、気遣うことが大切です。バイオレゾナンス実践機を用いれば、全身のエネルジェティックな循環をスムーズにして、からだと心、魂のトータルなバランスを整えることができます。

簡単で確実な健康法として、日常のハーモナイズを通して、パウル・シュミット式バイオレゾナンスの効果を実感していただけることでしょう。

第5章

今日からできる
パウル・シュミット式バイオレゾナンス

家庭で続けるハーモナイズが健康力をアップ

近年、日本国内でもパウル・シュミット式バイオレゾナンスが広がりつつあります。この独自のメソッドの本領が発揮されるのは、健康維持を目的として、あるいは病気予防をテーマにして、日々の生活の中で実践していただくことにあります。実際、日本での普及を後押ししているのは、ご家庭で実践している個人の方々です。

私はバイオレゾナンスに出会って20年以上になりますが、これといって大きな病気にかかることもなく、70歳を過ぎた今も元気です。生涯現役という目標を掲げ、楽しく仕事が続けられるよう、健康維持にも努めています。

年齢と共に肉体が衰えるのは仕方のないことだと思いますが、私なりに、野菜を多く食べる、腹八分目にするなど、食事に気を配り、運動不足にならない程度にからだを動かすようにしています。モットーは「無理をしないで、できることを続ける」こと。何事も「継続は力なり」ですから……。

もちろん、パウル・シュミット式バイオレゾナンスも継続していて、すでに日課となっています。

例えば、精神的なストレスを感じた時、オーバーワークで肉体的な疲労を感じた時には、速やかに波動調整で心身の安定を心がけてきました。習慣で淡々と行ってきた波動的なケアが、どれほど効果のあるものなのかを、この年齢になって改めて実感しています。

日々の健康管理は、ストレス社会に生きる現代人にとって、最重要課題と言えるでしょう。何を食べ、何を思い、何をしたか、どうからだを動かし、どう休ませたか……。そうした日々の積み重ねが、それぞれに備わった生命力を左右し、健康を左右していきます。

本来の生命力を最大限に引き出し、健康を維持することが、パウル・シュミット式バイオレゾナンスの真髄なのです。

ドイツ振動医学推進協会の日本支部では、東京と大阪を中心に、毎月、勉強会を開催していますが、それに参加しているのは一般の方がほとんどです。

家族の健康管理は、妻であり母である女性が担っているご家庭が多いと思います。ご主人の仕事のストレスケアや体重コントロール、子どものちょっとした怪我や体調不良の対応、さらには足腰が弱ってきたご両親の世話など、常に気遣っていらっしゃるはずです。

そのため、自身のケアが一番後回しになってしまうという方は、少なくありません。「お母さんは「一家の太陽」という言葉通り、ご自身がいつも笑顔でいるためにも、パウル・シュミット式バイオレゾナンスは、きっとお役に立てるものと思います。

バイオレゾナンスの論理的な概念やメカニズムの説明だけを聞くと、難しいと敬遠されがちなのですが、この健康法は、実は感性豊かな女性に向いているようです。

勉強会では、概念的なことをお伝えするよりも、実際のバイオレゾナンス実践機に触れ、自分のエネルギー状態を調べるなど、体験していただくことに重点を置いています。バイオレゾナンス実践機の使い方の基本さえ覚えていただければ、ご自宅ですぐにでもスタートできるからです。

実際、取り組んでいる方々から、「使っていくうちに、どんどん興味が広がる」といった声が聞かれます。ご家族の様々なケースに試しながら、日常の実践を通して、からだのことをより深く学んでいかれる熱心な方が大勢いらして、非常に頼もしく感じています。

これまでお伝えしてきた通り、この健康法はからだに負担のかからない方法ですから、小さなお子さんからお年寄り、お腹に赤ちゃんのいるお母さんも含め、どなたにも気軽に取り組んでいただけます。

さらに、家族の一員であるペット（犬や猫はもちろん他の動物）にも、ハーモナイズを行っている方が大勢いらっしゃいます。

ところで、バイオレゾナンスが「からだに負担がかからない」ということを、簡単に説明しておきましょう。

例えば、周波数95・0で前額チャクラの波動調整をするつもりが、数字を間違えて85・0（心臓のチャクラの周波数）を設定してしまったとします。そのまま気づかずに波動調整をした場合、どうなるかと言うと、結果は2通りあります。

①波動調整の時間が無駄になっただけで、害にはならず、役にも立たない。

これは、前額チャクラは調整が必要で、心臓のチャクラは調整が不要の場合です。送られた波は、前額チャクラを調整する波（共鳴が起きる波動）ではなかったので、前額チャクラには何の働きかけもなかったということです。そして、心臓のチャクラを調整する波だったものの、心臓のチャクラは調整が不要な状態だったということになります。

②調整をするつもりだった前額チャクラの調整はできなかったが、心臓チャクラの調整はできた。

これは、前額チャクラも心臓チャクラも、調整が必要だった場合に考えられる結果です。

このように、バイオレゾナンス実践機で、設定した周波数を間違えて、ハーモナイズを行ったとしても、心身に何らかの問題が生じる心配はいっさいありません。

■チャクラは生命エネルギーを取り入れるポイント

私たちのからだは、本来、調和しているのが自然な姿です。どこかに不調な部分があれば、バランスをとろうとする自然な力が働きます。

ところが、基本的な生命力そのものが充分でなければ、本来の自然治癒力も働きにくいわけです。私たちは生命力を常に、からだの外側から取り入れない限り、からだを動かすことも、心を踊らせることもできません。

西洋医学では、エネルギーを主に食べ物から取り入れると考えています。食べ物に含まれる炭水化物、脂肪、たんぱく質などをエネルギー源として生命活動を営んでいるという考え方が、医学的な常識です。

一方、私たちのいのちを養うものは、食べ物以外にも存在すると考えるのが、伝統的中医学（ドイツでは略してTCMと称します）です。

私たちのからだには、食べ物から取り入れた栄養を全身に運ぶ血管と、もうひとつのエネルギーである気の通り道があり、それを**「気血」**（P192参照）という言葉で表現しています。

外界からの気の取り込み口は**「経穴」**（P192参照）と呼ばれ、中医学では、全身に360個以上のツボとして存在すると考えられています。

また同様に、5000年前からインドに伝わる**チベット医学**（P192参照）も、大自然からの見えないエネルギー、"プラーナ（気）"をからだに取り入れているというのが基本の考え方です。

エネルギーを取り入れる「チャクラ」は、生命力の基盤として重視しています。チャクラとはサンスクリット語で、"輪"を意味する言葉。7つの主要なチャクラは、からだの中心に沿って並んでいると教えています。

人体の生命エネルギーの流れを調べたパウル・シュミットは、その詳細な調査から、生命エネルギーの入口と思われる数多くのポイントを発見しています。そして、チベット医学に倣い、それらを「チャクラ」と呼んでいます。

[図⑫　メインチャクラの位置と周波数]

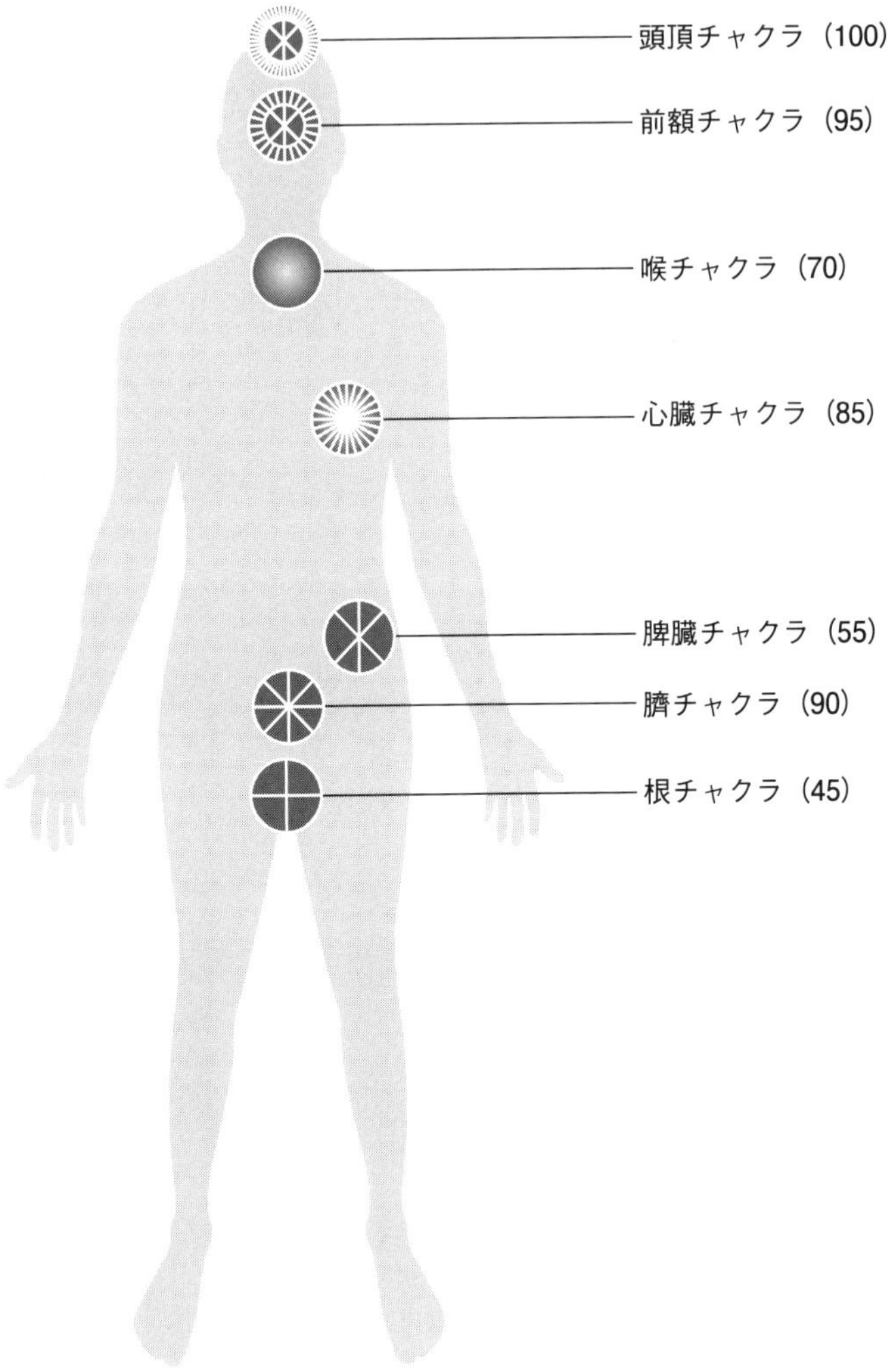

パウル・シュミットがバイオレゾナンス・メソッドに基づいて調べたところ、全身に正副合わせて40カ所の主要なチャクラが見つかり、それぞれの周波数もつきとめられました。

そのうち、生命エネルギーの取り込み口として、最も重要な7つを「メインチャクラ」と呼んでいます。これは、チベット医学が示す主要な7つのチャクラとまったく重なるものです。

ただし、P164の図をご覧いただくとわかるように、メインチャクラの位置が一般的なものと若干異なります。ヨーガなどで一般に知られているチャクラの位置は、7つすべてが背骨に沿って一直線上にあるのに対し、バイオレゾナンスが認めているチャクラの位置（チャールズ・リードビーター〔注1〕が示したチャクラ図）は、心臓と脾臓の位置がやや左に寄っています。これは、それぞれのチャクラについて、パウル・シュミットがバイオレゾナンスの測定によって、確認したポイントです。

7つのチャクラは、私たちのからだの最上位のエネルギーボディに存在します。そこが、自然界のエネルギーを吸収するからだであると同時に、からだと心と魂とのバランスを整え、生命エネルギーの流れをコントロールする「司令塔」なのです。バイオレゾナンスでは、生命エネルギーがダイナミックに循環するうえで、7つのチャクラが活性化していることが基本であると教えています。

チベット医学の知恵が捉えている「プラーナ」、中国の気功がそれを体内に廻らせよと教える「気」、そしてパウル・シュミットがバイオレゾナンスで確認した「自然界の微細なエネルギー（波動）」であり、「生命エネルギー」と呼んでいる生体波動の本質は、いずれも同じものを指しています。

例えば、緑あふれる森林で深呼吸した時、草花におおわれた丘に寝転んだ時、太陽に温められた砂浜を歩いた時、からだはどんな反応をするでしょうか。

木々の息吹から、大地から、頭上に広がる空から、フレッシュなエネルギーが体内に流れ込んでくる感覚を、誰もが思い出すことができるでしょう。あるいは感性豊かな方なら、満月の穏やかな光や星々の煌めきからも、静かだけれど確かなエネルギーが感じられると思います。

気分が良くなったという単なるメンタルの変化だけでなく、余計な力が抜けて全身が楽になったり、パワーがみなぎる感覚は、実際にエネルギーボディに変化が生じている証拠です。大自然にあふれる生命エネルギーが、チャクラを通して体内に流れ込み、個体としてのエネルギーボディに活力を与え、豊かに循環しはじめた状態と言えます。
※〔注1〕チャールズ・リードビーター著『チャクラ』(平河出版)より。チャールズ・リードビーターは19世紀に活躍したイギリス人神智学者。チャクラやオーラに関する情報を著作により広く伝えた。

■体内に取り込まれる3種類のライフパワー

パウル・シュミットは、私たちが自然界から取り入れたエネルギーの性質を、3種類のライフパワーに分類しています。これら3つのパワーが互いに補いあい、バランスをとりながら、からだと心、魂の営みを支えているのです。

＊制御力

人体のあらゆる臓器の活動をコントロールするパワーを「制御力」と言います。これは、パウル・シュミット式バイオレゾナンスが最も重視しているライフパワーです。パウル・シュミットがエッカート・ヘラーの協力のもと、制御力の流れを正確に突き止め、詳細な

「人体の制御図表」を完成させています（P169参照）。

　制御力の取り入れ口となるのが、7つのメインチャクラ。それぞれのチャクラから取り入れられたエネルギーは、導体軌道を通って、額の奥にある脳の**松果体**（P192参照）へ導かれます。松果体は謎に満ちた組織で、哲学者デカルトはそこを「魂の宿る場所」と考えていました。

　主な機能として、睡眠に関係するメラトニンというホルモンを分泌し、体内リズムの調整に関わっていると推測されています。

　松果体から送り出されたエネルギーは、「感情の脳」といわれる大脳辺縁系、ホルモンや自律神経の流れを調節する視床下部、運動神経と関係する大脳基底核を通って、末端の各臓器へ枝分かれしていきます。

　全身を調整するこの制御力のルートが、常に正常に流れることで各々の臓器が正しくコントロールされ、私たちはバランスのとれた生命活動を維持できます。逆に、そのルートのどこかにエネルジェティック・ブロッケード（エネルギーの滞り）が生じると、次第に生命力が失われ、いずれからだの不調や病気の症状が現れてくると考えています。

[図⑬　人体の制御図表]

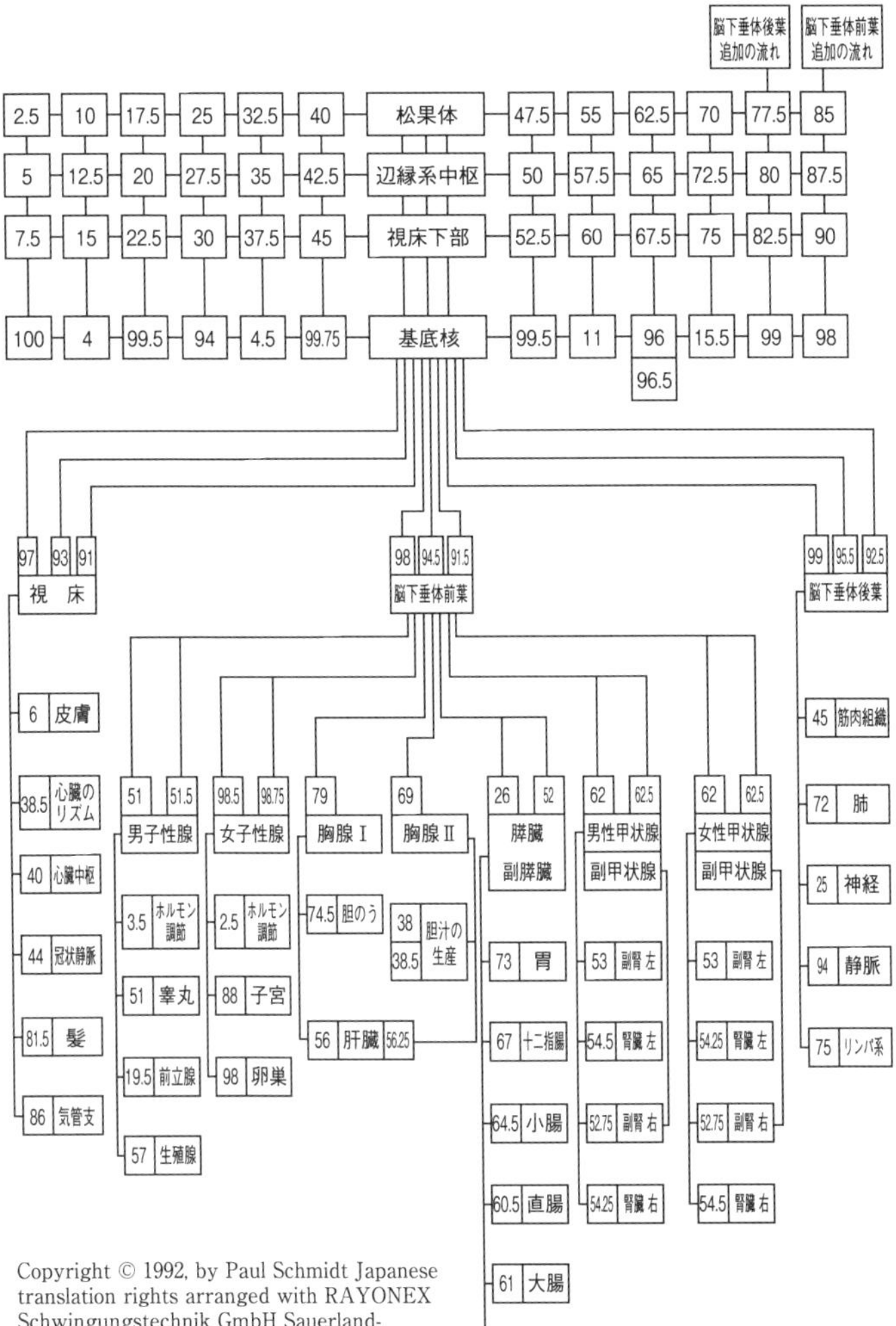
脳下垂体後葉
追加の流れ
脳下垂体前葉
追加の流れ
2.5 10 17.5 25 32.5 40 松果体 47.5 55 62.5 70 77.5 85
5 12.5 20 27.5 35 42.5 辺縁系中枢 50 57.5 65 72.5 80 87.5
7.5 15 22.5 30 37.5 45 視床下部 52.5 60 67.5 75 82.5 90
100 4 99.5 94 4.5 99.75 基底核 99.5 11 96 15.5 99 98
96.5
97 93 91
視　床
98 94.5 91.5
脳下垂体前葉
99 95.5 92.5
脳下垂体後葉
6 皮膚
38.5 心臓のリズム
40 心臓中枢
44 冠状静脈
81.5 髪
86 気管支
51 51.5
男子性腺
3.5 ホルモン調節
51 睾丸
19.5 前立腺
57 生殖腺
98.5 98.75
女子性腺
2.5 ホルモン調節
88 子宮
98 卵巣
79
胸腺Ⅰ
74.5 胆のう
56 肝臓 56.25
69
胸腺Ⅱ
38 38.5 胆汁の生産
26 52
膵臓
副膵臓
73 胃
67 十二指腸
64.5 小腸
60.5 直腸
61 大腸
64.8 膀胱
62 62.5
男性甲状腺
副甲状腺
53 副腎左
54.5 腎臓左
52.75 副腎右
54.25 腎臓右
62 62.5
女性甲状腺
副甲状腺
53 副腎左
54.25 腎臓左
52.75 副腎右
54.5 腎臓右
45 筋肉組織
72 肺
25 神経
94 静脈
75 リンパ系

＊地力（ちりょく）

一番下にある根チャクラを通して吸収されるのが、大地にあふれる豊かなライフパワー、「地力」です。そのエネルギーは根チャクラから脊髄に流れ込み、宇宙からのパワー（制御力）を増大させたりエネルギーボディ全体をパワフルに活性化すると考えられています。

ヨーガでは、生命の本体**「クンダリニー」**（P192参照）が根チャクラに存在すると考えられています。クンダリニーを瞑想や呼吸の調節によって目覚めさせ、昇華させることが、ヨーガの重要な目標とされています。

振動医学の研究でも、瞑想による精神統一が地力をパワフルにし、制御力をいっそう強化することが明らかになっています。

＊活力（かつりょく）

心臓や呼吸器といった生命維持の臓器と、脳神経を含む神経系の働きをコントロールし、強化するのが「活力」です。このライフパワーは、7つのチャクラの回転を通じて脾臓チャクラから体内に取り入れられます。

脾臓チャクラが健全に働かないと、思考力や判断力、洞察力、精神的なバイタリティに大きな影響を与えます。やる気が出ない、意欲が湧かないという時は、脾臓チャクラを活性化し、「活力」をパワーアップすると、本来のエネルギーが戻ってきます。

以上のように、3つのライフパワーが全身を廻りながら、私たちのからだと精神の健康を維持しています。からだの不調、心のアンバランスな状態、人生の失敗や挫折は、実は「制御力」「地力」「活力」が滞った時に起こりやすいようです。

新システムRAHでも「プリコントロール」として、3つのライフパワーを活性化することがプログラムの第一番目に組み込まれています。プログラム番号01・00「活性化全般」を選び、5分間ハーモナイズを行うのが、日々の健康を管理する上で基本となります。

■人体を流れる気の三大循環が健康を支える基盤

「人間のからだが常に見えないエネルギーを発していることを、なんとか確かめられないものだろうか？」

そんな興味を持つ方もいらっしゃるかもしれません。

ストレートロッド（以下、ロッド）を用いて、生命力とオーラを確認する実験を行うと、その事実を体感することができます。

実際、私自身、ロッドで実験した時には、何も力を与えていないはずなのに、まるで意思を持っているかのように、渦巻き状の先端が振れはじめる様子を見て、なんとも不思議な感覚を覚えました。

ロッドの先端は、どういう原理で動くのだと思いますか？　おそらく皆さんが感じているであろう疑問に、ここでお答えしておきましょう。

ロッドは、必ず木製の部分を手で握って使用します。その際、持っている人の意識、「動け」「止まれ」といった思いが影響するのではないか、と詮索する方もあるかも知れません。あるいは最初から、「こんなものは動くはずがない」という固定観念の強い方もあるでしょう。

しかしロッドは、いっさいの感情や思いを外し、ニュートラルな状態であれば、波動の状態を正しく捉えることができるのです。

普通の感覚ではほとんどわからないのですが、皮膚がかすかに振動していることは、特殊な器具で測定するとわかるそうです。

この皮膚の自律的な振動を、「マイクロ・バイブレーション」と呼び、人間をはじめとする温血動物すべてが、機械的な振動を起こしていると言われています。

人の皮膚の振動数は、10ヘルツ前後です。手の皮膚におけるマイクロ・バイブレーションが動力源の役割を果たし、キャッチした波動（振動）を拡大する形で、先端の振れとして現れると考えられています。

生命エネルギーの流れは、からだ全体に存在していますから、あらゆる部分で確認することができます。パウル・シュミットは、からだのエネルギーボディにおいて、次の３つの大きな流れが存在することを確認しています。

＊頭と胴の循環

上体の中心線に沿って、前面と背面を気（生命エネルギー）が廻る縦のルートです。

一般に男性の場合は、脊柱の下端にある仙骨部分から、背中を通って頭部へ上昇し、前面は頭部から顔、胸、下腹へと下降して、再び仙骨部分に戻ります。

女性の場合は、一般にこれとまったく逆向きに気が流れています。

[図⑭　人体を流れる気の三大循環]

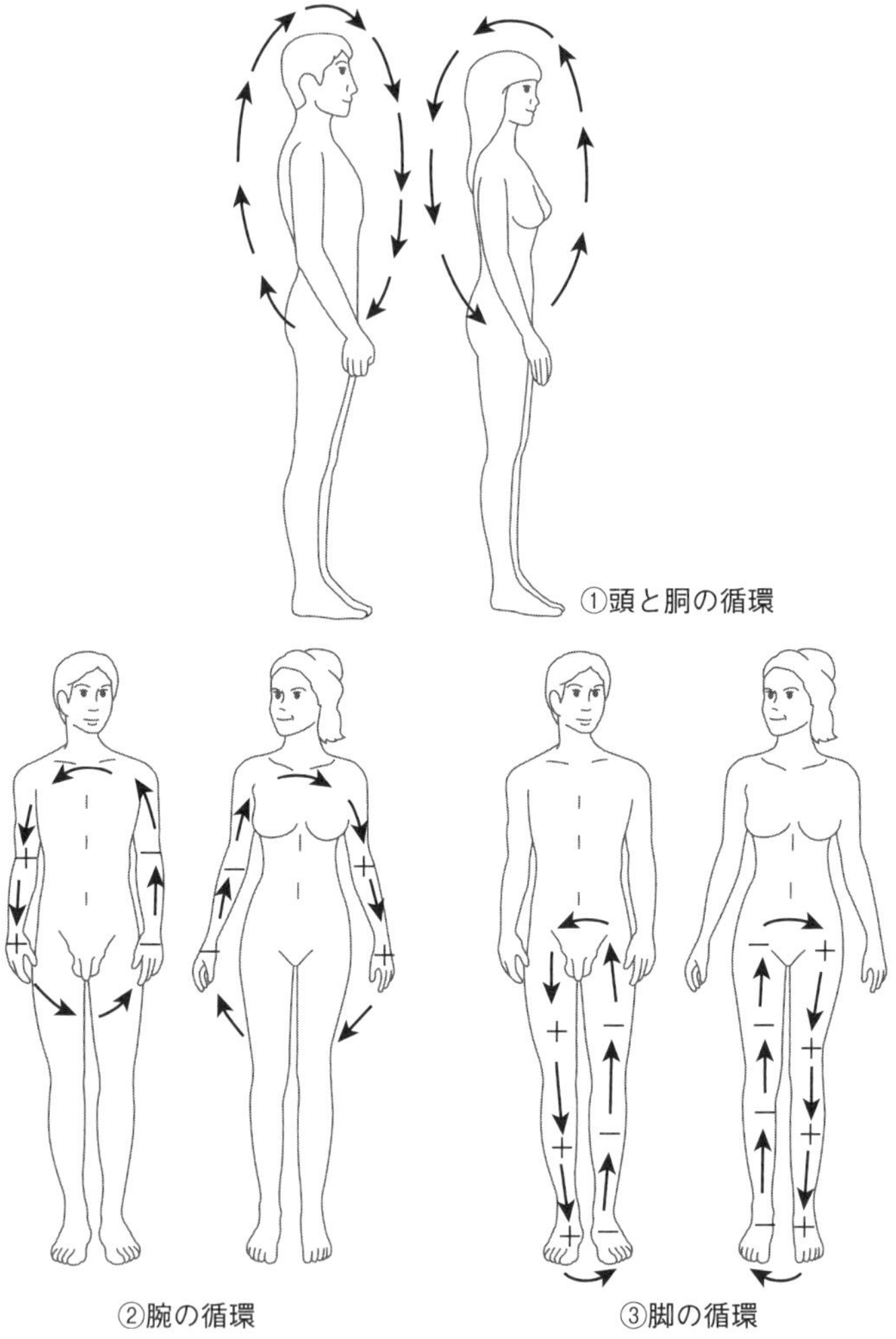

出典：『パウル・シュミット式バイオレンナンス』より

＊腕の循環

上体を通って、両腕の間を循環しているルートです。

男性の場合、胸から右側を通り、右手首から空間に抜けます。そして、いったん空間に抜けた気（生命エネルギー）は、左手の指から再びからだに入り、左腕を上って胸部へ戻ります。

女性の場合は、これとは逆の流れになっています。

＊脚の循環

下半身を循環しているルートです。

男性の場合、下腹から右脚を下降し、かかとから体外へ抜けます。そして、左の足指から再びからだに入り、左脚を上昇して下腹へ戻ります。

これも女性の場合は、逆の方向に流れるルートになります。

以上の3通りが、私たちのからだを流れる重要な気（生命エネルギー）の循環経路です。もちろん、流れはこれだけではなく、一つひとつの臓器、神経、細胞すべてに至る、無数の気の流れが存在し、私たちの生命活動を維持しているのです。

中医学を学んだことのある方は、この三大エネルギーの流れが、「経絡とよく似ている」ことに気づかれると思います。パウル・シュミットが中医学を勉強していたか定かではありませんが、彼が追求して明らかになったエネルギーボディと、そこに張り巡らされている3つのルートが、経絡と同じだというのは、決して偶然ではありません。

繰り返しになりますが、中医学で「気」と呼ばれ、チベット医学で「プラーナ」と呼ばれるものと、「生命エネルギー」とはまったく同じものです。経絡という気のルートは、気功治療家や中医学の医師など、気の達人でなければなかなか捉えることはできません。しかしシュミットは独自の理論によって解明した「気と経絡」を、誰でも捉えられる周波数で、波動的に再定義したと言うことができるでしょう。

バイオレゾナンス実践機を使って、ハーモナイズ（波動調整）をする際には、生命エネルギーの三大循環のうち、2つのルートに波を送ることがポイントです。こうすることで、体全体に気が流れやすくなり、より効果的にハーモナイズが行われるからです。もちろん、3つのルートを使えば完璧です。

■全身の波動調整「プリコントロール」を日課に

パウル・シュミットが作り上げたリストや、その後の臨床データを基に構築されたプログラムは、バラエティに富んでいます。それらを参考にしながら、バイオレゾナンス実践機を使って、自分なりのトリートメントプログラムを作れるのが、パウル・シュミット式バイオレゾナンスならではの魅力です。

健康維持を目的として取り組まれる方々に、まず最初におすすめするのが、チャクラの活性化などを含む「プリコントロール」というプログラムです。「プリ」とは英語で「前もって、予め」という意味。つまり「プリコントロール」は、あらゆる波動調整を行う際に、前もって全身を調整し、全身の気の流れをスムーズにするためのプログラムで、先の制御流がその中核を成しています。

パウル・シュミット式バイオレゾナンスを継続していくことで、気の流れを活性化したり、滞り（ブロッケード）を予防し、常にベストなコンディションを保つことができます。

バイオレゾナンス実践機で行うプリコントロールは、日常で取り組む健康法として、基本中の基本とされています。

新システムＲＡＨは、複数の周波数で構成されたプログラムです。プリコントロール77の周波数でハーモナイズを行う場合、従来のシステムでは、77の周波数があれば、順番に77回送波する必要がありました。

一方ＲＡＨは、77の周波数をひとつに重ねてパッキングしたイメージで、「プリコントロール」のプログラム番号を選べば、77の周波数を一気に送波できるのです。短時間で非常に効率的なハーモナイズが可能です。

【ハーモナイズの方法】

①波動調整の基本的なスタイル

ベルトディテクタを手首、首または足首に巻くことで、２つのルートに気が流れます。

②ラージエリアディテクタ使用のスタイル

木製または藤製（金属製は電場が生じるので避けた方が無難）のリクライニングチェ

ア、あるいは背もたれの高い椅子にラージエリアディテクタを敷き、そこに座るスタイル。耳の後ろから背中、おしりまで触れていればＯＫです。

起きている間に時間がとれない方は、むしろ睡眠中のハーモナイズがおすすめです。猜疑心や先入観のせいで意識的にブロック（抵抗）を作ってしまうと、生体共鳴がスムーズに起こらないケースがあるからです。バイオレゾナンス実践機に接続されている時に、眠くなるとおっしゃる方は多いですが、もちろん眠っていただいてかまいません。

＊ハーモナイズを行う際の注意点

・金属バンドの腕時計、金属環のネックレス、ブレスレットは外しましょう。首や手首に金属環を付けていると生命力が半分になってしまい、せっかくのハーモナイズも充分な結果が出にくくなります。
・アルコールを摂取した後でのハーモナイズは、効果が落ちるため避けてください。
・食事や入浴は、ハーモナイズの効果に影響しません。ただし、消化吸収にエネルギーを必要とされる食後より、食間に実施した方がベターです。また入浴後、からだがほぐれてリラックスした状態は、スムーズにエネルギーが流れやすいようです。

・波動調整により新陳代謝が活発になり、毒素や老廃物の排泄が盛んになると、ハーモナイズの途中でトイレに行きたくなることがあります。その場合は、調整をいったん中断してもかまいません。
・喉が渇いた場合は、途中で水分をとってください。からだのすみずみまで気のスムーズな循環をサポートします。波動調整と同時に波動水を作りながらそれを飲むことをおすすめします。調整後もできるだけ、無理のない範囲で水を飲むようにしましょう。

病気の元凶であるストレスを波動的に解消する

ストレスの問題は、現代人にとって、健康を左右する大きな課題です。

変化の激しい多様化した現代社会に生きる私たちは、常に大なり小なり負荷を受け続け、気づかぬうちに疲弊してしまいかねないからです。ストレスに負けないためには、栄養バランスのとれた食事や充分な睡眠、規則正しい生活を心がけ、自然界の生命力を意識的に取り入れるなど、気の流れを常に整えておくことが、不可欠だと言えるでしょう。

パウル・シュミット式バイオレゾナンスは、日常のストレスケアとして有効です。絶えず変化している人の心、意識というものは、目に見えないエネルギーですから、その状態を波動として捉えることができます。

例えば、毎日の生活の中で体験する「不安・恐れ」「心の安らぎ」「怒り」などの波動も、周波数として選び出せるのです。

もし、何らかの不安を抱えていて辛いとか、常にイライラしてしまう、精神的に落ち着かないという方には、バイオレゾナンス実践機を使ってハーモナイズすることで、心の状態を安定させることができます。

一般的なストレスに対応するのは、43・5、88・0の周波数です。これにプラスして、チャクラを活性化するためのハーモナイズを行うことで、ベストなコンディションを保つことに役立つはずです。

ヨーガや座禅などの修行によって、深いリラクセーションを体験し、ストレスに対処できる心を養う方法も有効ですが、人によって得意不得意があったり、忙しくてなかなか時間がとれない人には向かないなど、万人向きとは言えません。その意味でも、波動的に心を落ち着かせてリラックスした状態を作り出したり、簡単にストレスを解消できるパウル・シュミット式バイオレゾナンスは、現代人の健康的な毎日のサポート役として大いに有効だと言えます。

バイオレゾナンス実践機で波動測定を行い、気の滞りが見つかった場合は、滞りを解消するためのハーモナイズ（波動調整）を実施します。

気の流れを整えるための波動調整は、毎日の実践をおすすめしません。熱心で真面目な方ほど、連日何時間も続けて行い、早く成果を得ようとする傾向がありますが、毎日行っても効果はほとんど変わらないからです。

ハーモナイズによって受けた特定の波動を、全身に廻らせて自己調整することが大切なのです。ハーモナイズはあくまでも起爆剤としての役割で、元々備わっている自己調整機能を後押ししているだけ。滞りを解消したり気の流れを整えるのは、自身の生命力によるわけですから、むしろ1日か2日空けて自己調整の時間をからだに与えた方がいいようです。

■寝室に潜む放射帯の刺激を最優先で排除する

第4章で、私たちの暮らす環境に様々な危険因子が潜んでいて、気づかぬうちに健康被害を受けているかも知れないとお伝えしました。

大地の下に、水脈・断層、広域碁盤目といった刺激帯がある場合、その上で長時間過ごすと、エネルギーボディに障害を作り出し、遅かれ早かれ心身に不調をきたします。

休息のために1日の3分の1を過ごすベッドや布団の下の、奥深くの大地に刺激帯が存在し、エネルジェティック・フィールドに負担を与える波を受け続けていると、心身の疲労がとれないばかりか、気づかぬうちにエネルギーボディが疲弊していきます。

「エネルギーボディが先に病む」という事実を思い出してください。

健康被害を心配するのであれば、真っ先に寝室の地下に水脈や断層が存在しているかどうかを調べ、もしも刺激帯があるなら、直ちに寝る場所を変えるといった対策をする必要があるでしょう。

また、ベッドのスチールパイプやマットレスのスプリングなどの金属は、交流電場を拡大してしまうことがわかっています。

ベッドの下に延長コードがあれば、電気が流れていなくても交流電場が発生していますから、ベッドの金属フレームやスプリングのせいで、より大きな交流電場を作り出してしまうのです。このことは一般的にほとんど知られていませんので、アドバイスを受けた方は驚かれます。しかし、実際に電磁波ストレスが軽減するという結果は、ベッドの影響がいかに大きいかを証明しています。

もしもご自身やご家族が、特に原因のわからない体調不良に悩まされていたり、今の住まいに引っ越してから、あるいはベッドを買い替えてから眠れなくなったなど、思い当たるふしがあるようでしたら、寝室における電磁波やジオパシックストレスの影響を疑ってみる必要があるでしょう。

１日のうちの長時間を過ごす場所は、寝室に限りません。居間や仕事場なども、念のために調査をして、影響があるようなら、何らかの対策を講ずることが大切です。

バイオレゾナンス実践機を用いて、居住空間に刺激帯があるかどうか、Ｐ１８８のコラムに示した方法で調べることができます。測定者の気の流れの変化を利用して、土地や寝室のベッド周りをスキャンしていくわけです。

もし刺激帯が発見された場合は、早急に対策することをおすすめします。ただし、刺激帯の放射位置は、地震や大雨、近所の建築工事などによって、変わる可能性があります。一度測定しても、数カ月後に別の位置から放射帯が見つかるということがあります。

心配な方は、パウル・シュミットが開発した住空間調整器［注2］を置くことも、ひとつの選択です。部屋に置いておくだけで、ジオパシーによる放射の影響を中和することができるので、簡単でベターな解決法と言えます。

電磁波ストレスを軽減するためには、寝室の環境を見直すことが大切です。今日からできる対策をコラムで紹介していますので、参考にしてください。
※［注2］住空間調整器とは、バイオレゾナンス・メソッドに基づいて開発された波動中和装置。住空間に置くと、大地からの刺激的な放射が中和され、心身への影響が軽減される。

まとめ

『パウル・シュミット式バイオレゾナンスで可能なこと』

①気の流れの滞り（エネルジェティック・ブロッケード）を見つけるための「波動測定（波動チェック）」

●特定の周波数の波動をからだに送り、共鳴現象を捉えることで、どこにエネルジェティック・ブロッケード（気の流れの滞り）があるかを見つけ出す。

②エネルジェティック・ブロッケード（気の流れの滞り）を解消して、流れを整える「ハーモナイズ（波動調整）」

●見つけたエネルジェティック・ブロッケード（気の流れの滞り）に共鳴する波動を送り続けることで負担を解消し、気の流れをスムーズにする。

●ブロッケードの形成を予防することによる波動的な健康管理が可能。

●チャクラを活性化し、充分な生命力の素を自然界から取り込めるようにする。

●心身のリラクセーションを促し、ストレスを解消する。

●心を安定させる。
●身体能力、知的能力を向上させる。

【コラム】④住まいにおける刺激帯の測定法

①まず、放射帯の波動チェックを行う人自身の、ジオパシックストレスの有無を調べます。測定者にストレスの負荷があると、正確な測定ができないからです。両手首にベルトディテクタを巻き、センサーを利き手に持ちます。RAHのプログラム番号05・00でセンサーが縦か横に振れたら、回転するまでそのままハーモナイズを続けます。

②その場にジオパシックストレスの放射帯があるかどうかを、測定者の気の流れの変化を利用して調べます。刺激帯の有無を調べたい場所に移動し、バイオレゾナンス実践機を床と平行な状態で保持します。利き手に持ったセンサーの動きをみます。

③センサーが回転した場所には刺激帯はないので、そこから少し移動し、位置をずらして、同様のチェックを行っていきます。

④測定者が刺激帯の上に立つと、気の流れに滞りが生じ、センサーが直線に振れます。縦か横に振れるところが見つかったら、「その位置に刺激帯が存在している」と推測します。さらに刺激帯の種類を調べるには、次のプログラム番号を設定してセンサーの動きをみます。

［地下水脈05・10、断層05・20、グローバルグリッド05・30］
（縦か横に振れたら、その刺激帯があるという判断）

⑤刺激帯の種類と位置を記録し、次の場所に移動して同様に調べていきます。

【コラム】⑤バウオビオロギーが提案する寝室のエレクトロスモッグ対策

健康被害を少しでも軽減するために、寝室の環境を見直すことが何より大切です。今すぐできるエレクトロスモッグの対策法を紹介します。

- **電気製品は、寝る場所（布団やベッド）から1メートル以上離す**

電磁波の発生源から遠ざけるほど、負荷は軽減する（距離が2倍になると負荷は4分の1に減少）。100ボルトの電源を使う電気製品は、できるだけ寝室で使わない。

- **睡眠中に、電気毛布や電気あんかなどを使用しない（寝る前に暖めておき、就寝時はプラグを抜く）**

肌の近くで使用する電気毛布は、身体電圧を高めてしまう（電磁波カットの製品でも、ほとんどは交流電場の対策がなされていない）

・電気製品はスイッチを切るだけでなく、プラグをコンセントから抜く

壁のコンセントに接続したコードや機器は、電気が流れていなくても交流電場が生じている。必要のないコードは片付ける。ただし、電気機器が正しくアースされている場合は、交流電場がゼロに近くなる。

・コードレスフォンは寝室に置かない

特に親機は、通話中でなくても、四六時中、送信状態になっているので、寝室に置かないか、睡眠中だけでもコンセントから抜くことがベスト。

・枕元に目覚まし代わりの携帯電話やコンセントにつないだCDラジカセを置かない

目覚まし時計を使用するなら、電池式のものにする。

・壁際に布団やベッドを配置している場合、壁の反対側（隣室）の壁際に電気製品を置かない

集合住宅など、隣室の状況が不明な場合、壁際に眠ることを避ける。

・金属を使用したベッドはフレームをアースする

金属枠のベッドや金属製のスプリングは、近くに電気製品やそのコードがあると、交流電場を強めてしまう。できることなら、金属製のものは寝室から排除する。

・コンセントや照明スタンドの配線は、寝ている時の頭の高さを避ける

ケーブルから、眠る人の頭までの距離が30〜40センチしかないと、確実に影響を受けてしまう。電磁波は、壁や天井、床に埋め込まれている配線からも発生する。また、2階の寝室の下に配線が集中している場合もある。

・放射からの刺激を中和する住空間調整器を置く

バイオレゾナンス・メソッドに基づいて開発された中和装置。住空間に置くと、断層、水脈などによる大地からの放射が中和される。これに、電磁波対策用の端末をつなげる。

第５章／用語解説

P.163／**気血**……生気と血液のこと。中国医学では、体内にある「気・血《けつ》・水《すい》」という３つの要素によって、臓器や各組織が正常に働き、心身の活動が営まれると考えられている。

P.163／**経穴**……一般には「ツボ」とも呼ばれる。医学、漢方医学、経絡学の概念で、体表の特定の部位に指圧、鍼、灸で刺激を与えることで体調の調整、諸症状の緩和をはかる。

P.163／**チベット医学**……チベットのラマ僧らによって伝えられる伝統医学（日本では「仏教医学」とも呼ばれる）。土台となっているのはインドのアーユルヴェーダ。

P.168／**松果体**……脳にある小さな内分泌器官のことで左右の大脳半球の間にある。日周活動に関与するとも言われ、ホルモンとしては、メラトニンを分泌する。

P.170／**クンダリニー**……コイル、螺旋、環、巻き毛などを意味するサンスクリット語のクンダラという名詞から出た「クンダリヌ＝螺旋を有するもの」の女性形主格。プラーナの人体内における名称であり、「シャクティ」とも呼ばれる。

第6章

バイオレゾナンスの最前線、ドイツを訪れて

日本のドクター、治療家たちがドイツを視察

パウル・シュミットがこの世を去って、はや20年。

この間の社会の大きな変貌ぶりは、誰もが認めるところでしょう。私たちを取り巻く環境に蔓延する多種多様なストレスから、いかに健康を守るか……。それが現代人にとって、もはや人生の最重要課題とも言えそうです。

こうした状況に対応すべく、シュミット亡き後も、多くの医師や治療家、研究者たちの尽力によって、バイオレゾナンス・メソッドは進歩し続けてきました。

そのようなバイオレゾナンスの最前線の現状を、直に知っていただくひとつの機会が、「ドイツ振動医学研究ツアー」です。ドイツの医療機関、クリニックなどを訪問して、どのようにパウル・シュミット式バイオレゾナンスが実践されているのかを、ご自身の目で見て、肌で感じていただこうというわけです。

研究ツアーは2002年からはじまり、2〜3年おきに開催していて、参加された方は延べ100人を超えました。参加者は、もちろんその回毎にメンバーが変わるわけですが、

医師や歯科医師、獣医師、治療家、セラピストなどの専門家がほとんどで、すでにバイオレゾナンスを実践している方もいれば、これから取り入れようと勉強中の方もいらっしゃいます。

毎回、私は案内役を務めさせていただき、皆さんをドイツ振動医学の最前線へとお連れしています。振動医学普及のため、毎年のように日本を訪問している私は、講演会やセミナーで多くの方にお会いしますが、その場では、名刺交換程度でなかなか深いお話はできません。その点このツアーは、日本のドクターや治療家の方々と交流できる価値ある機会ともなるため、私もとても楽しみにしているのです。

ツアーに参加される方々が、非常に熱心な様子で、訪問先の医院やクリニックを見て回り、説明に耳を傾けておられる姿を見るにつけ、頼もしく感じています。これだけ意識の高い方たちが、日本の癒しの現場にいち早くバイオレゾナンスを取り入れていこうとしている姿には、頭が下がります。じわじわと静かに、けれども確実に、日本においてもパウルシュミット式バイオレゾナンスが広がりつつあることを確信しています。

2013年の春に実施した第5回のツアーの様子を、ここに紹介しましょう。この時は、総勢20名の方が参加されました。

4月29日〜5月7日という短期間でしたが、バイオレゾナンスの専門学校「パウル・シュミット・アカデミー」での実践セミナーにて最新プログラムを学んでいただいたり、バイオレゾナンスを実践しているクリニック、治療院を4カ所視察していただくという、内容の充実したツアーとなっていました。

ドイツ振動医学研究ツアーで、毎回のように日本からいらした皆さんをお連れする場所があります。そのひとつが、本書（第4章）でご紹介している聖地のヴォルムバッハ教会（正式名称／Die Pfarrkirche St. Peter und Paul in Wormbach）です。

交通の便もけっして良くないヴォルムバッハ村の古い教会のことは、一般的なドイツの観光ガイドなどでは、ほとんど紹介されていません。ところが、バイオレゾナンスに携わる方々にとっては、まさに聖地であり、人気のスポットとなっています。

パウル・シュミットが「並外れた宇宙のパワーセンター」と表現したこの地を、皆さん「ぜひ一度訪れて、実際にそのパワーを体感してみたい」と思われるようです。ですから、日本からの研究ツアーにも、日程のどこかで必ず組み込むようにしています。

研究ツアーに参加された皆さんは、この地を訪れると、かつてパウル・シュミットが調査したように、その場のエネルギーをリサーチするのが毎度のことです。この時のツアー

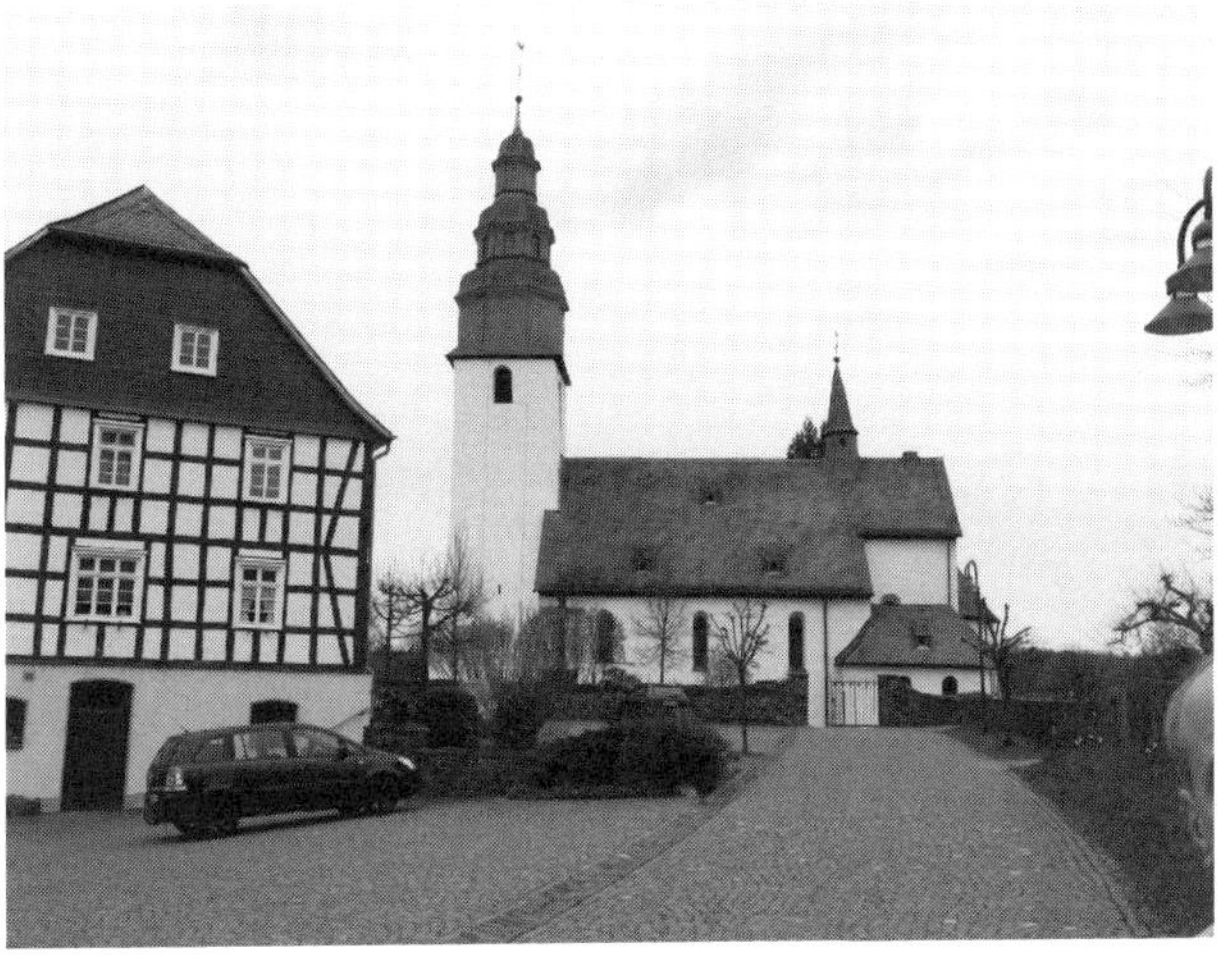

ヴォルムバッハの教会

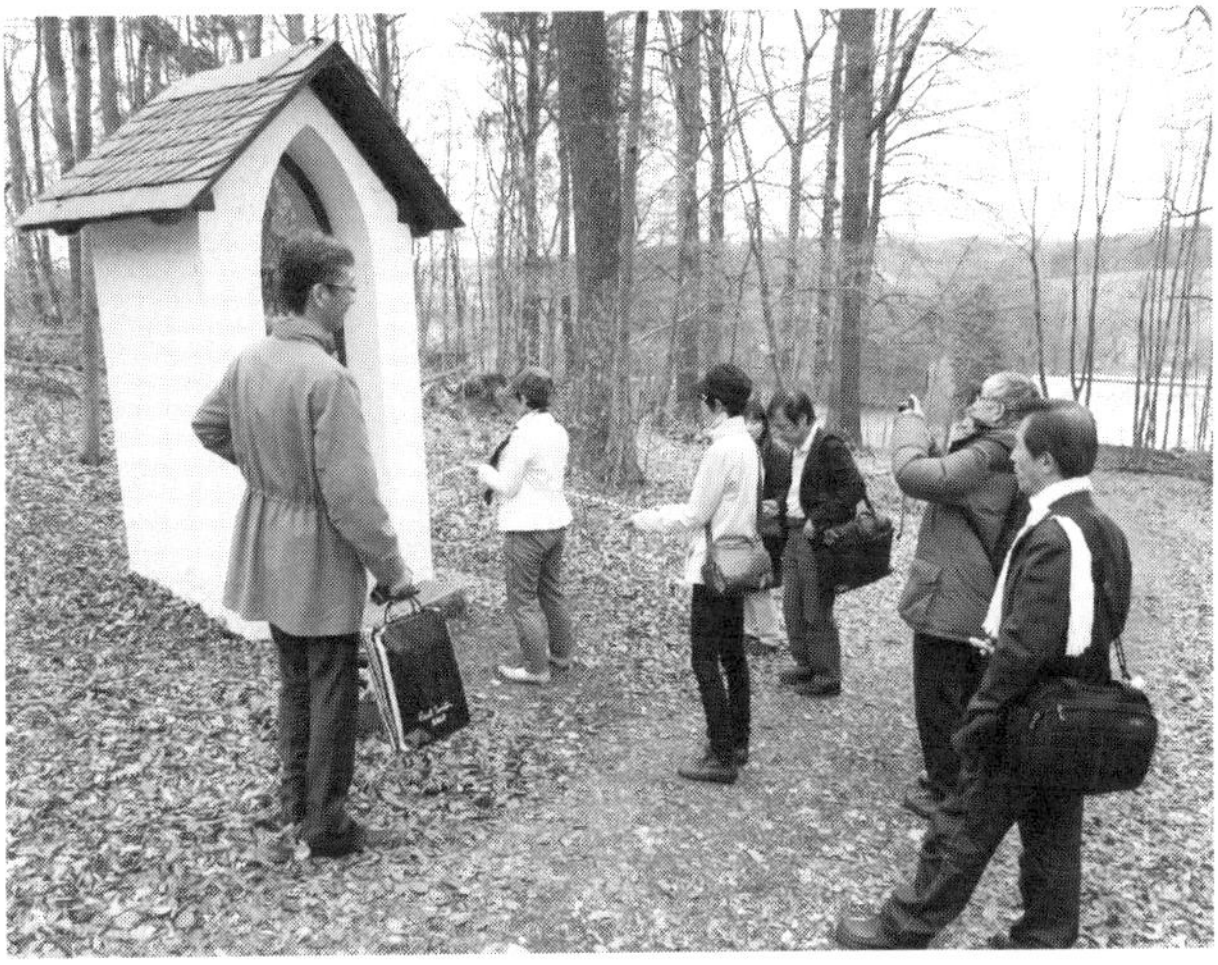

十字架の道にある岩屋

でも、皆さん、波動送波器を片手に持ち、教会をはじめ、十字架の道を歩き廻りながら、それぞれのポイントで周波数の違いを確かめていました。

何百年も前の人々が、五感のセンサーによって、この地のきわめて精妙なエネルギーを感じとり、祈りの聖地を建立したという事実。それをバイオレゾナンスで証明したパウル・シュミットの功績……。ヴォルムバッハ教会で過ごす静かな時間は、ツアー参加者一人ひとりの内側に、見えないエネルギーの世界について考える機会をもたらしているようです。

■ハーモナイズに鍼や指圧を連携した、村に唯一の治療院

バイオレゾナンスを実践している現場を見ていただくために、レネシュタットの東、フレッケンベルクという小さな村にある、クレーマーさんの治療院を訪問しました。

20年間、消化器科のクリニックに勤務していたクレーマーさんは、お子さんのアトピー性皮膚炎をきっかけに、バイオレゾナンスに出会われました。一般的な治療ではなかなか改善しなかったお子さんの症状が、何度か繰り返してハーモナイズを受けるうちに、すっ

かりきれいに治まったそうです。

この体験が、クレーマーさんの運命を変えることになりました。「副作用もないこの療法で、病に悩む多くの方々を癒したい」と一念発起。バイオレゾナンス治療家を目指して、パウル・シュミット・アカデミーで学び、療法士国家資格のＨＰ（正式名称／ハイルプラティカー）を取得。第一期生として、３年前から活躍しています。自宅で1年半ほどバイオレゾナンスのトリートメントを行い、より確実に精度を高めたトリートメントを提供しようと、1年半前に現在の治療院をオープンしています。

のどかな田園風景が広がるドイツの片田舎に建つ、緑に囲まれたクラシカルな建物の２階が、クレーマーさんの治療院です。中に入ると、フローリングに淡いベージュの壁がとてもリラックスできる雰囲気で、まるで知人の自宅に招かれたかのような安心感と寛ぎの感覚がありました。

クレーマーさんの診療は、バイオレゾナンスによる健康状態のチェックを行い、滞りがあればハーモナイズによって調整することを基本としながら、クライアントの症状に応じて、ホメオパシー、鍼治療、指圧、脊椎の調整を取り入れるという独自のスタイルでした。

Ｐ２０１の写真は、ツアーで訪問した際の様子を撮影したものです。カラー写真でご紹介できないのが残念ですが、治療院内部はハーモナイズを行う部屋、指圧を行う部屋というように分かれていて、それぞれに色合いが違うのです。ハーモナイズは心身を穏やかにして、安心感をもたらすベージュの色調に、指圧ルームは神経と筋肉の緊張を解きほぐし、癒し効果のあるグリーンの色調になっていました。空間づくりの一つひとつにも、クライアントへのより効果的なケアを考える、クレーマーさんの意図が表われています。

実はフレッケンベルク村には病院や診療所がいっさいなく、隣村まで行かないと一般的な治療が受けられないという環境でした。言ってみればクレーマーさんは、住人たちの健康を見守る役割を、一手に担っていることになります。

その優しい人柄を感じさせる柔和な笑顔で、クレーマーさんは丁寧に説明してくれました。

「この村の人々は、風邪をひいたとかお腹が痛いとか、どこか調子が悪いところがあると、私のところへやってきます。私の診療のメインは、あくまでもバイオレゾナンス療法。80～90パーセントがバイオレゾナンスのハーモナイズで、ホメオパシーのレメディは10～15パーセントといった割合になります。どのようなケースでも、最初に波動チェックを行い、ハーモナイズを受けていただき、必要に応じてホメオパシーレメディをお出ししていま

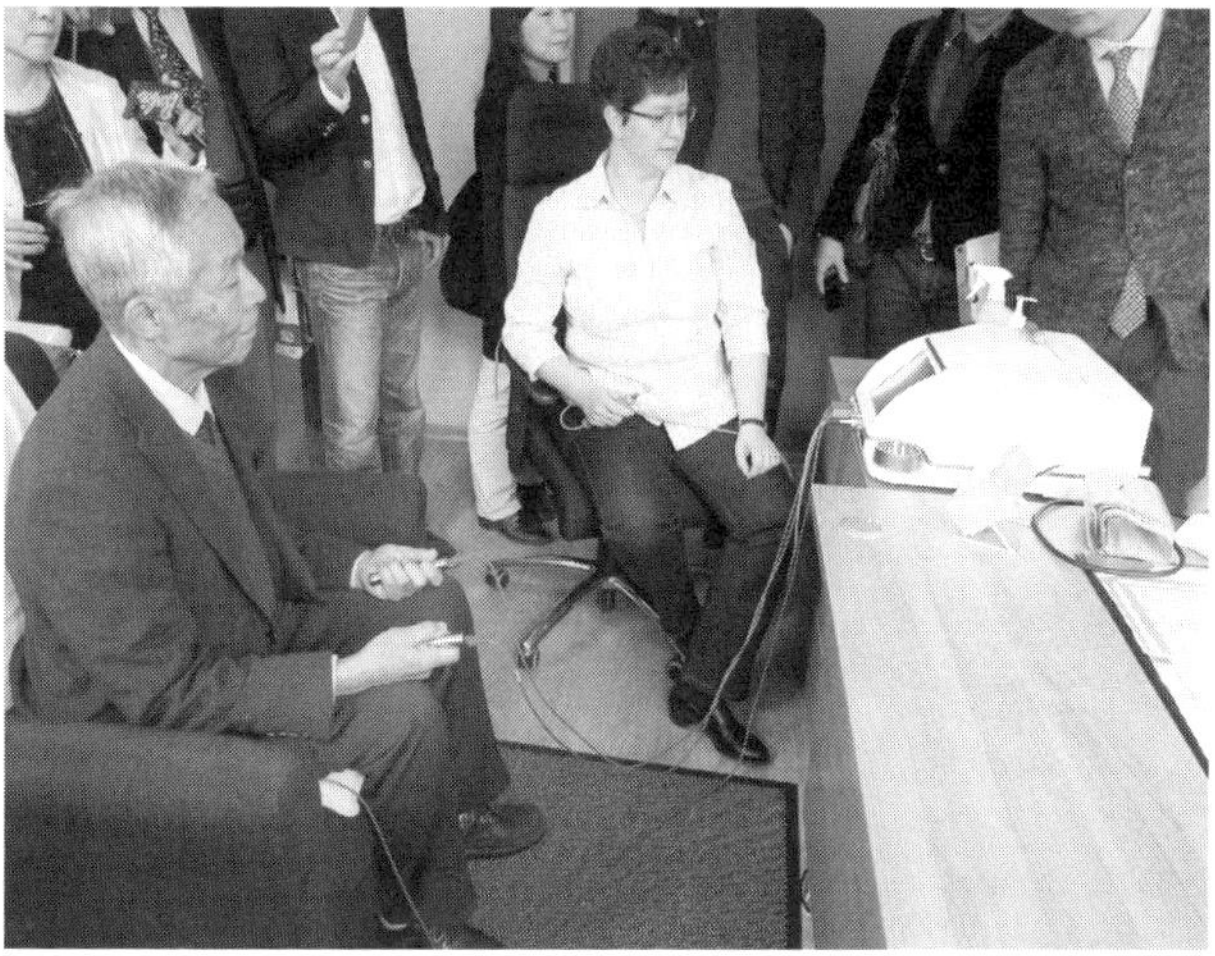

療法士のクレーマーさん（中央）

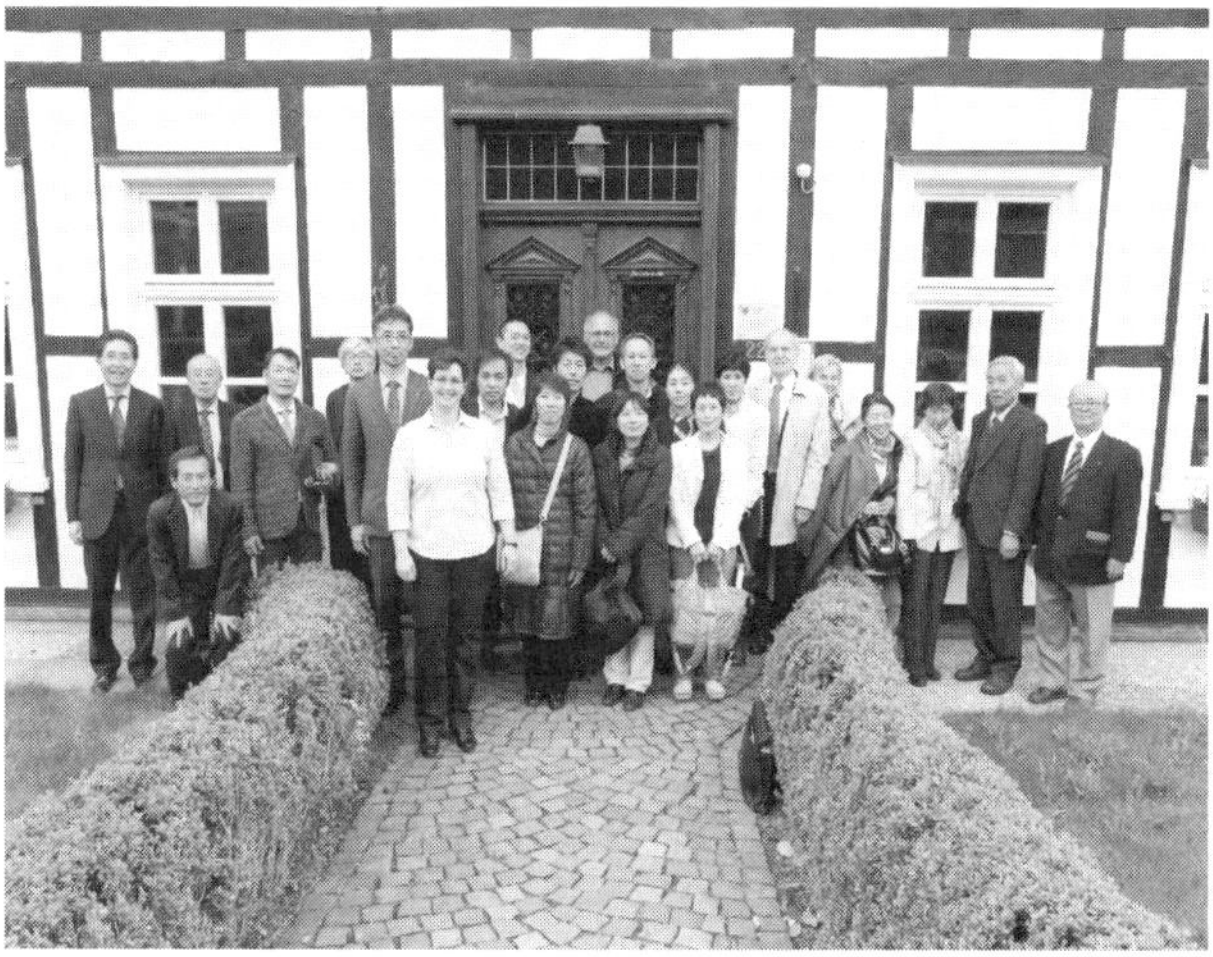

クレーマーさんの治療院の前で

す。

難しい病気の方の場合、何度か続けてハーモナイズを受けていただき、さらに鍼や指圧を複合的に行うことで、症状がスムーズに改善されていきます。また、例えば皮膚疾患のひどい方には、波動を転写したお湯につかりながらハーモナイズを受けていただくことで、トリートメント効果が高まることを確認しています。こちらにバスタブがあるのは、そのためです。

週に1回、週に2回と、その方の症状に応じて、必要なハーモナイズの回数は異なりますし、急性に症状が出て、自宅でも集中的にハーモナイズが必要な場合、バイオレゾナンス実践器の貸し出しも行っています。

基本はハーモナイズで充分なのですが、クライアントさんは次回、こちらでハーモナイズを受けるまで、何もないと不安に感じる方もいます。それを補うために、ホメオパシーのレメディを処方して、ご自宅で毎日飲んでいただくようにしています。確かな安心材料となっているようです」

より自然なかたちで効果的に、クライアントの治癒力を引き出そうという、クレーマーさんの姿勢が伺えます。補足しますと、ドイツではホメオパシーが、医薬品より副作用がなく安全なものとして、一般的に受け入れられています。医療機関で、資格を持ったホメオパシーの専門家が、一人ひとりをカウンセリングしたうえで、ぴったりのレメディを処方するのに対して、街のドラッグストアなどでは、風邪、胃痛、頭痛などの症状に応じて、自分で選んでレメディを購入することができます。

クレーマーさんの説明が一通り終わると、ツアー参加者からは質問の手があがりました。

「バイオレゾナンスの即効性というのは、どの程度あるのでしょうか？」

「例えば、関節症で膝が痛いと言って来られた患者さんの場合、バイオレゾナンスによる調整を30分〜1時間程度行いました。ご本人の体感としては、1回目の時は、それほど変化がわからなかったようですが、2〜3回目の後で、だいぶ痛みが軽くなったと実感されていました。即効性ということを期待するのであれば、連続してある程度の時間ハーモナイズすることが、確かな効果を上げることになると言えます。

長年にわたる慢性的な痛みに悩まされている方の場合、1回2回で良くなるというわけにはなかなかいきません。年月をかけて蓄積しているものがあるので、それをクリアにしていくには、それなりの時間はかかります。けれど、だいたい10回程ハーモナイズを受けていただくと、確かな成果が出るというのが私の見解です」

次に手をあげたのは、開業医の方でした。

「西洋医学のドクターと連携をとって、クライアントをケアすることもありますか？」

「別の病院で一般的な治療を受けている方が、こちらに来て、必要なハーモナイズを受けられることは珍しくありませんよ。薬を日常的に服用しているという方を例にあげると、病気の患部の治療に効果的であっても、ご存知の通り、薬を飲み続けることでどうしても腎臓へかかる負担が大きくなってしまいます。

そこで、こちらへ来ていただいて、腎臓負担を軽減するハーモナイズを行っているのです。健康状態というのは、トータルでからだをみて、バランスがとれていることだと言えますから、その点、ハーモナイズによって、その人本来の最も調和のとれた状態へ速やかに導くことができます。

また、連携している医師や歯科医師の方から、問題がある患者さんの原因が特定できないので、『病原体を調べてほしい』という依頼を受けることもあるのです。原因がわかれば、より確実な治療法を組み立てることができますからね。

バイオレゾナンスは、他の療法と連携することにいっさい問題がありませんし、むしろクライアントさんの心身の負担を軽くしたり、治癒効果を高めていくことができると実感しています」

他にもいくつかの質問があがり、治療院を出た時には、訪問の予定時間をすっかりオーバーしていました。クレーマーさんの治療院の様子と彼女のお話は、参加している方々にとって、大いに参考になる内容だったようです。

ホームページもなく、彼女の治療院の情報と診療の評判は、口コミで広がっているのみ。それにもかかわらず、初診の予約は約7週間待ちの状況が続いているそうです。その穏やかな口調と優しい笑顔に表われた、クレーマーさんの人間性と魅力が、多くの人々を引き寄せているのでしょう。

「彼女のような療法士を主治医に持つこの村の人は、安心ですね。小さな病気がきっかけでも、からだの状態をまるごと診てもらえて、先回りして問題を解決してもらえるでしょう。幸せですね」

どなたかがつぶやいたひと言に、皆さん、同意するように頷いていました。

■西洋医学を基盤に様々な療法を実践するクリニック

ドイツでは近年、代替医療が広がりを見せていて、主要先進国の中で一歩も二歩もリードしています。現代医学を基盤とする大病院や小規模の医療機関でも、様々な療法を導入しているところが増えているのが現状です。パウル・シュミット式バイオレゾナンスも、こうした代替療法のひとつとして捉えられています。

この療法は、副作用がいっさいないことから、あらゆる療法と併用することができます。むしろ、すべての療法の導入となるべきものと言えるかもしれません。というのも、そもそもパウル・シュミット式バイオレゾナンスでは、どんな病気であっても、気の流れを整えて本来の自然治癒力を引き出すことを最優先に考えているからです。

特に、症状を見ただけでは原因がわからず、病名も特定できないようなケースに、バイオレゾナンスは本領を発揮します。原因が明らかになれば、通常医療の現場での治療法の選択が、的確かつスピーディになるはずです。健康に対する概念やアプローチの仕方が異なるからこそ、現代医学が得意としない部分を補ったり、他の民間療法の効果をさらに引き出すという意味で、充分に役割を果たすものと言えるでしょう。

人の病気を治すことを使命とするドクターが、現代医学の標準的な治療では、なかなか思うように効果が上がらず、様々な療法を試してみた末に、パウル・シュミット式バイオレゾナンスに辿り着くケースは少なくありません。

当然、日本の医療機関で働く専門家の皆さんの中にも、同じようなジレンマをかかえている方は多いはずです。こうして海外ツアーに参加してまで、貪欲に学ぼうとする向上心の高いドクターというのは、「人を治したい、助けたい」という思いが強い方なのでしょう。

そうした皆さんに、現代医学とバイオレゾナンスを中心とする様々な代替療法を実践している現場を見ていただくことは、大きな刺激になるようです。今回のツアーで、ひとつの参考例として、アッテンドルンという街にあるラウフェンベルク医師のクリニックを訪問しました。

明るいクリーム色の外壁の建物は、温かみが感じられて、看板を見なければ医療機関とはわからないでしょう。

「お待ちしていました、どうぞこちらへ」と、にこやかに迎え入れてくれた、ラウフェンベルクさん。彼に続いて、一行は清潔感あふれる院内へ歩みを進めました。受付カウンターの後ろの壁には、このクリニックで受けられる20種類以上もの療法が、ずらりと列記されていました。

ドイツは大きく分けて、一般的な医療は第一保険、代替療法は第二保険というように、制度化されていて、様々な療法を同じ場所で行う場合も厳しい規制や縛りがなく、それほどハードルが高くないと言えます。日本とドイツでは健康保険制度が違うため、このスタイルをそのまま日本でも実現するというわけにはいかないでしょうが、参加された皆さんの目には、ひとつの理想的なスタイルとして参考になったようです。

4人の医師、分析検査の専門医が1人、そしてバイオレゾナンスを行うHP（療法士）が2人という体制で、3カ月に約4000人の患者さんを診療しています。クリニックの中では中規模になります。

内部を見てまわると、待合室には、子どもが退屈せずに過ごせるよう、木製おもちゃや絵本が置かれ、壁には野生動物の写真が飾られています。診察室や検査室の壁だけでなく、廊下の壁にも、アフリカの風景や人物を撮った写真がいくつも飾られていて、他の部屋へ移動する際にアート作品を楽しめる空間は、さながらギャラリーのようです。病院にありがちな無機質なイメージをなくし、素朴なもの、自然のエネルギーが感じられるものを、意図的に置いているのでしょう。

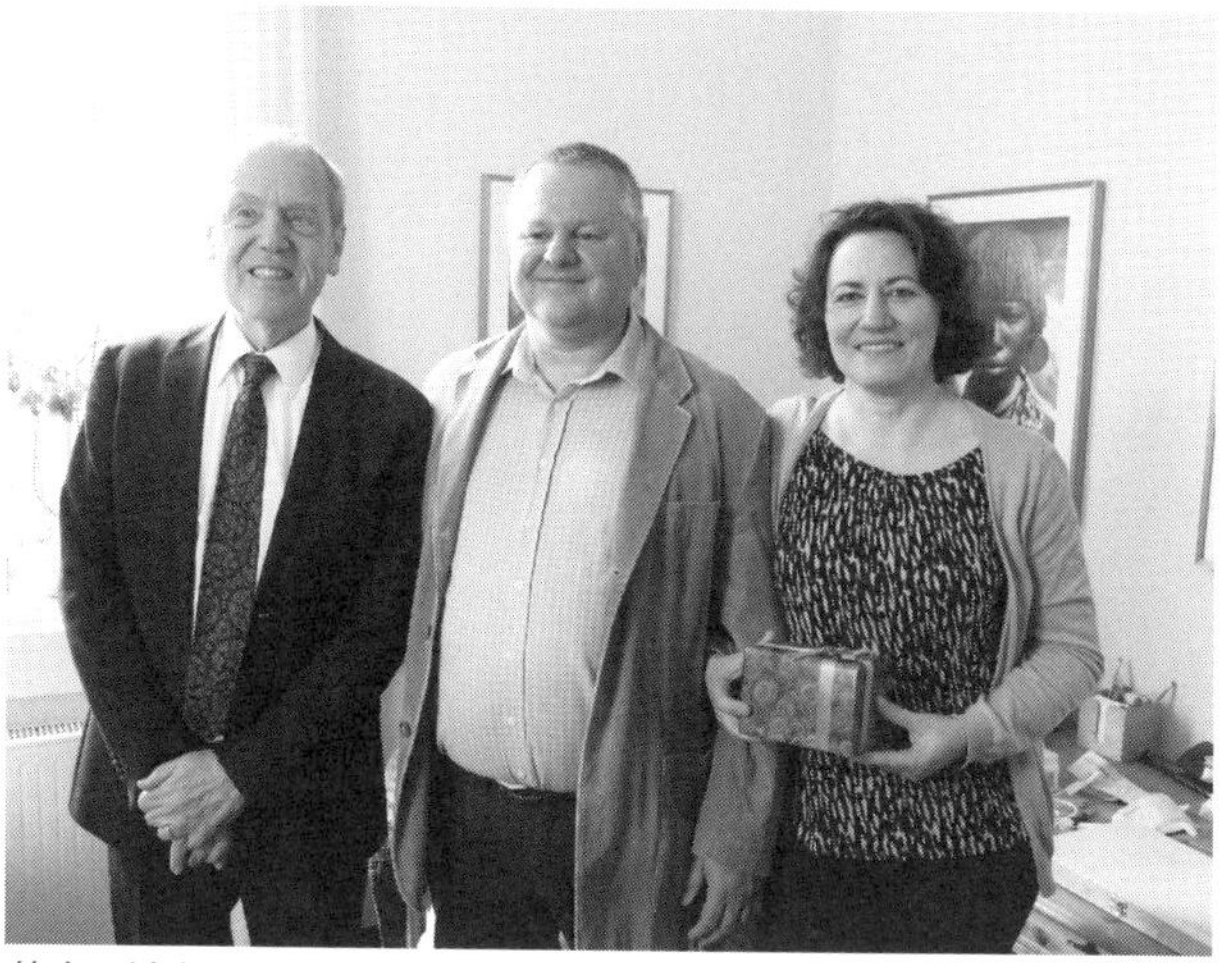

著者（左）、ラウフェンベルクさん（中央）と夫人（右）

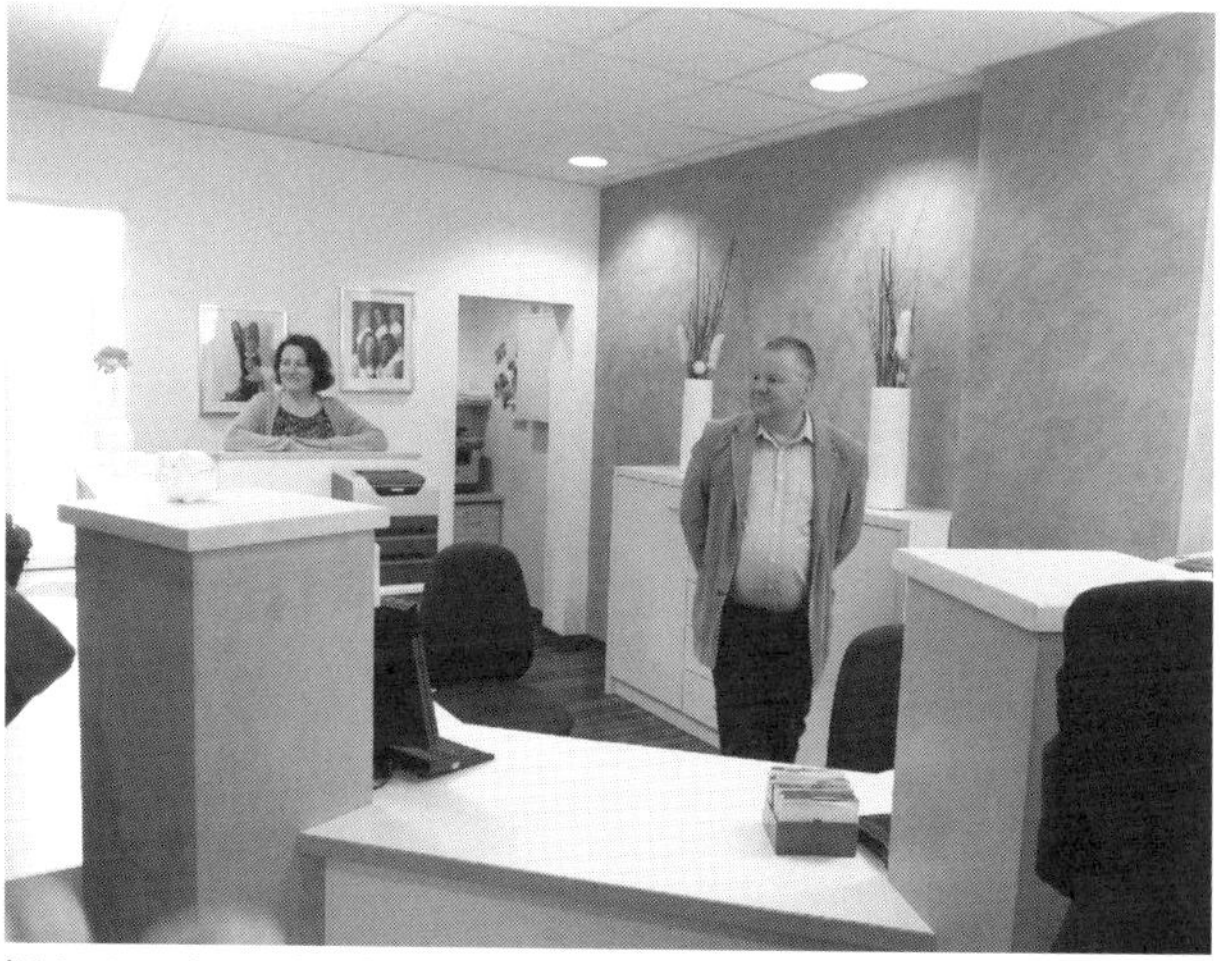

温かみのある雰囲気のクリニック内

ラウフェンベルクさんは、内科医として西洋医学の病院に勤務していた経歴があります。

「多くの患者さんを診てきて、一般の現代医学だけで何とかしようとしても、少しも改善していかないケースにぶつかり、限界を感じることが多くなったのです。

それで方向転換をはかろうと、からだの本来の力を引き出す自然療法のホメオパシーに取り組みました。その後、様々な代替療法についても認識を深め、同じ信念を持つ仲間と共に、現在のクリニックを立ち上げました。1999年のことでした。

ここは、表向きは西洋医学のクリニックで、初診の方はそのつもりでやってきます。ですから他の療法については、『こういう別の療法がありますよ』と紹介して、患者さんが求める場合に限り、行うようにしています。実際、西洋医学に代替医療や自然療法を取り入れた方が、うまくいっていますね。

西洋医学のみでやっている友人の医師たちを見ると、患者さんが抱えた問題を解消する解決策を提示できずにいるようです。その点こちらでは、バイオレゾナンスをはじめ、複数の療法を組み立てて、患者さんにとってベストな治療を提供できます。このクリニックをオープンして、本当に良かったと思っています」

■バイオレゾナンスは「調整医学」という考え方

西洋医学だけに頼らず、様々な療法が選べるということは、クリニックの最大のメリットですし、患者さんからも「症状の改善が早い」という評価は高いようです。

クリニック内部には、一般的な医療機関と同様の診察室や処置室があり、それとは物理的に距離を置いた一番奥に、バイオレゾナンス専用のセラピールームがありました。パイン材の机や椅子、収納家具で統一され、落ち着いた雰囲気の部屋で、クライアントはリクライニングチェアに背中を預けてゆったりと座り、ハーモナイズを受けることができます。心地良くて眠ってしまう方が多いそうです。

木のぬくもりが感じられるその部屋に通された一行は、ラウフェンベルクさんと、バイオレゾナンス療法士（ＨＰ）のラウフェンベルク夫人から、じっくりとお話を伺いました。

「気の流れを整えることによって、治癒力、免疫力を引き出すことは、どんなケースにも必要とされます。私は、パウル・シュミット式バイオレゾナンスを、『調整医学』と表現しています。例えば、西洋医学で手術を行った後で、バイオレゾナンスの調整をすると、はるかに回復が早まることが多いです。

初めてバイオレゾナンス療法を行う時は、歯も含めて全身のエネルギーチェックを行います。最近になって、歯や口腔内の環境が、様々な病気に関連していることが明らかになっています。私は内科医として、病気と歯の関連性は非常に重要だと捉えています。特に、慢性の病気がある患者さんには、必ず歯と口腔内のエネルジェティックな状態を調べるようにしています」

ラウフェンベルクさんはこう説明してくれました。

「どのようなクライアントさんに、バイオレゾナンス療法の効果が発揮されていますか？ 具体的な例をあげてお話ください」

ツアー参加者の方からあがった質問に、ラウフェンベルク夫人が答えてくれました。

「おそらく日本も同じではないかと思いますが、近年、アレルギーの症状を抱える人が急増していて、一般的な治療ではなかなか改善が見られないのが現状です。アレルゲンをつきとめるのは、バイオレゾナンスが最も得意とするところ。都市郊外のこの辺りは、特に牧草のアレルギーが多くみられます。

長期にわたって症状が出ているアレルギーには、バイオレゾナンスの周波数を用いた減感作療法を行うことで、目に見えて症状が改善していきます。何がその方のアレルギーを引き起こしているか、原因物質をつきとめるため、初めに測定プログラムとアレルゲンのサンプルキットを用いて、テストを行います。あるいは、ご自宅からアレルゲンの可能性のある物質、ハウスダストや花粉などを、粘着テープに採取して持ってきてもらうこともあります。

原因物質が明らかになれば、それを用いてハーモナイズを行います。からだがその物質に対する過剰反応を起こさなくなるまで、繰り返しアプローチすることで、アレルギー反応を引き起こさなくなります。個人差はありますが、2〜4カ月で治療が完了しますね。

他にも慢性的な病気において、パウル・シュミット式バイオレゾナンスによる集中ケアが、高い治療効果を発揮すると感じています。必要に応じてホメオパシーを併用するようにしていますが、当然、相乗効果があるでしょう」

日本でバイオレゾナンスを実践している治療家の男性から、次のような質問があがりました。

「バイオレゾナンスの成功率としては、どの程度だと思われますか？」

「そうですねぇ。クライアントさんの体感が『いま一つ』とか『効果が実感できない』というケースも、もちろんあるんです。その意味で、成功率は１００パーセントではありません。

でも、ハーモナイズを受ける方に、セラピーをする側が『確実に良くなっていますよ』とお伝えすることは、とても重要だと思っています。本人がそう自覚することで、自分のからだに意識を向けて自信を持つことにつながるからです。事実、ハーモナイズを受けると、目に見える肉体での目立った効果を実感できていなくても、そのエネルギーボディでは確実に変化が起きているのですから」

現在のセラピールームでは、2人のクライアントがハーモナイズを受けることが可能です。今後はバイオレゾナンスルームを拡張して、より多くのクライアントを受け入れるようにする予定だとラウフェンベルクさんは話してくれました。

「この環境、うらやましいですね」

「そうですね」

話を聞いていた何人かのドクターが、そう本音をもらしていました。日本でも最近は、大学病院の中で代替療法を導入するところも増えてきているそうですが、ラウフェンベルクさんのクリニックは、これからの医療現場の理想スタイルと言えるのかもしれません。

研究ツアーに参加した方々にとって、ラウフェンベルク夫妻のお話は大いに参考になったようです。

■ピラミッド型のバイオレゾナンス本拠地

ラウフェンベルクさんのクリニックからほど近いドイツ中西部のザウアーラントに、バイオレゾナンスの本拠地があります。パウル・シュミットが実践機器の研究開発を目的として創業したメーカーの本社社屋は、２００６年に新設されたもの。

建物の外観がピラミッド型のデザインになっていて、それが大小４つあり、高台に建っていることから目立つため、この地域では誰もが知る有名スポットとなっています。こちらも毎回の研究ツアーで、視察のコースに組込まれています。

外観の美しさもさることながら、内部は環境に配慮した数々の新技術を取り入れ、快適な空間を創造しているところが、いかにもバイオレゾナンスの中枢本部と言えます。地熱を利用したヒートポンプ式の暖房設備、雨水を利用した水洗トイレなど、自然資源をできるだけ有効利用しています。

もちろん、ジオパシックストレスの調査に基づき、放射帯を避けた位置に建てられていること、電磁波などのエレクトロスモッグに対する対策も万全で、内部に入ると、余計なストレスを受けない快適な空間であることが体感できます。世界へ向けてバイオレゾナンスの情報を発信するこの場所が、ひとつのパワースポットになっているのです。

こうした未来志向のコンセプトが評価されて、ドイツ国内の環境に対する優良な取り組みに対して贈られるＫＮＸ賞（２００８年）を受賞しています。

その本社に隣接する第2ピラミッドでは、イベントセンターとして、様々な講習やセミナー、ワークショップなどが開かれます。国内外から訪れる研修グループのトレーニングは、こちらの施設で行われ、今回の研究ツアーの一行も2日に渡り、こちらの施設で実践的なセミナーを受けました。

また、この建物の中に、バイオレゾナンス療法士養成学校「パウル・シュミット・アカデミー」の本部が置かれています。ここでは治療家としての国家資格である療法士（ＨＰ）の取得を目指し、多くの生徒が学んでいます。

このアカデミーが設立されたのは２００８年。カリキュラムは2年半で、最初の半年間で基礎を学びます。その後、一般的な内容に加えてバイオレゾナンスのカリキュラムも設けられ、2年をかけて一般的な療法士の勉強とバイオレゾナンスを並行して学んでいきま

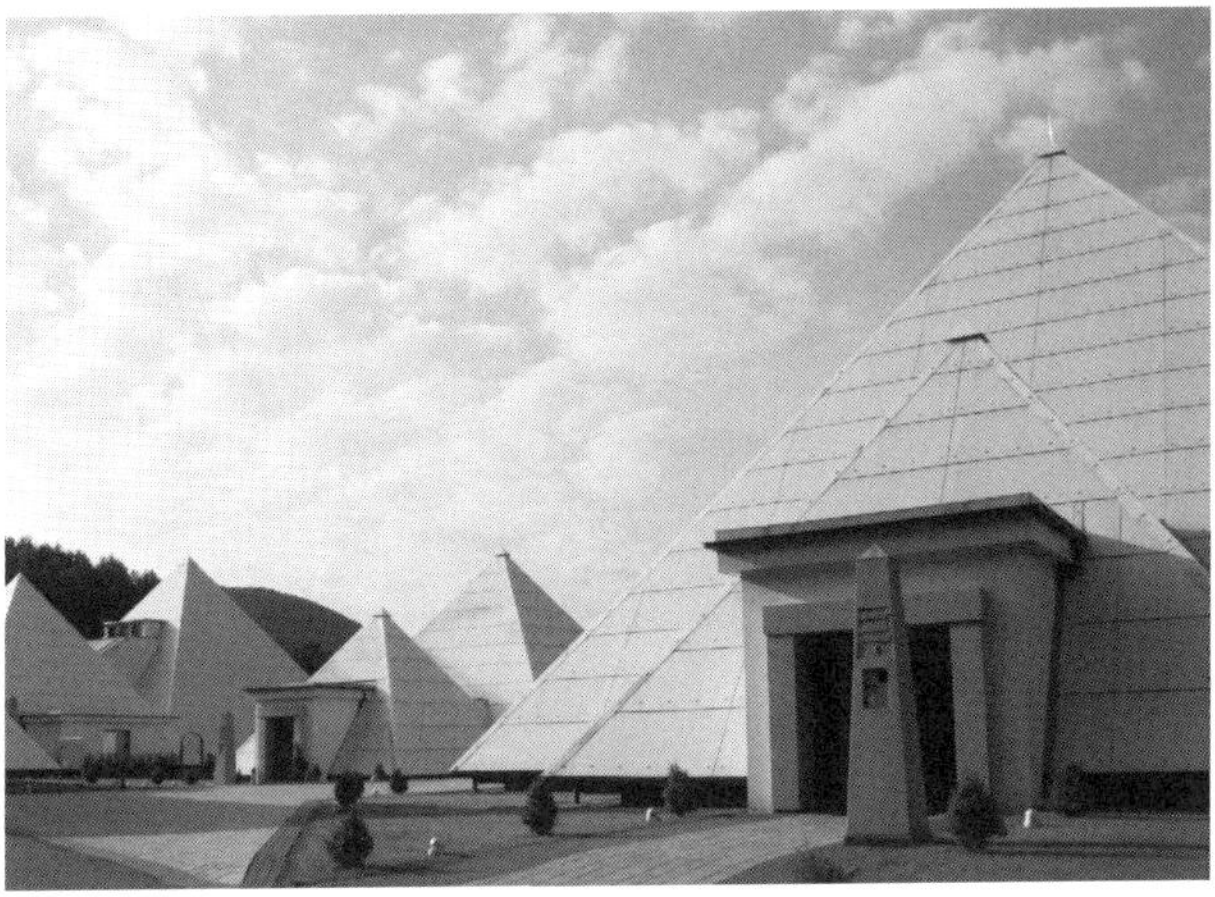
パウル・シュミット・アカデミーの外観

す。

当アカデミーはドイツ国内の医療専門学校の中でトップクラスの合格率を誇っています。療法士として国家資格を取得した時には、すでにバイオレゾナンスのセラピストとして実践を積んでいる状況で仕事をスタートでき、すぐさま社会に貢献できるというわけです。

もうひとつのピラミッド型の建物は、バイオレゾナンスのセラピーセンターで、トリートメントを受けるスペースが12カ所あります。こちらは、アカデミーの研修生たちが実践的に学ぶ機会に利用されています。

一通り視察したツアー参加の方々からは、「日本にも同じようなスタイルで、バイオレゾナンスの専門家を養成したり、実践トレーニングを行う施設があればいいのに」という声が聞かれました。現在、イギリスで同様のアカデミーを新設する計画が進んでいますが、日本でもそう遠くない将来に、バイオレゾナンスを専門的に学ぶ環境が整うことを願っています。

■体内の酸とアルカリのバランスを保つことの有益性

研究視察ツアーは、ドイツ振動医学推進協会のメンバーが臨床研究によって得た、最新の情報やプログラム、測定や調整の技術などを、最前線で活躍するバイオレゾナンス療法士から直接学ぶことができる機会になっています。

今回のツアーでは、HPベルベル・フィリップ女史によるセミナー「酵素－理論とバイオレゾナンスにおける活用」、ブンケンブルク女史による「活性化物質とバイオレゾナンス」「歯科におけるバイオレゾナンス」など、複数のセミナーが用意されていました。

近年、ドイツ振動医学推進協会では、体内の酸とアルカリのバランス（pH＝ドイツ語でペーハー、英語でピーエイチ）が様々な病気の発症と大きく関係があることに着目しています。セミナーで紹介された最前線の情報をここで簡単にお伝えしておきましょう。

ここ10年間ほどのバイオレゾナンスの臨床データから、病気の人の体内pHが酸性状態にあることや、多くの人の体内がますます酸性に傾いていることがわかってきました。一般的には言われていませんが、健康を維持するには、体内の「酸とアルカリのバランス」が非常に大切なのです。

なぜなら、細菌、ウイルスや寄生虫などは、酸性になった環境を好むからです。

食品に酸性とアルカリ性があることをご存知の方もいらっしゃるでしょう。酸性食品の代表と言えば、肉、魚、小麦粉、チーズ類などです。パンやパスタ、ピザなど、欧米食が当たり前になり、ファストフードや甘いものが多い現代人の食事は、明らかに酸性の度合いが大きいと言えます。こうした食事を続けていると、体内のpHがますます酸性に傾いていくことになるわけです。

動物性たんぱく質、油脂などの酸性食品を摂りすぎたからだは、健康的な状態の酸とアルカリのバランスを維持するために、よりいっそう過度に働かなければなりません。老廃物を排泄する働きを担う腎臓をはじめ、様々な臓器に負担がかかります。

例えば、酸性食品の過剰摂取により、骨粗鬆症のリスクが高まることが、医学的にも言われています。これは、酸性に傾いた血液を中和してバランスをとるために、骨のカルシウムが使われるからです。健康のためには、アルカリ性食品を多く食べた方がいいことは明らかです。

アルカリ性食品の代表は野菜です。ところが今や、充分な量のミネラルを、野菜そのものから摂取することが難しい状況です。化学肥料が大量に使われたり、痩せた土壌や人工的な環境で栽培されることから、野菜に含まれるミネラル分が、十数年前に比べて3分の1に激減していると言われています。

そのため、意識してたくさんの量の野菜を食べないと、臓器が効率よく働くのに充分なビタミンやミネラルを体内に取り込むことが厳しい状況です。体内のpHはますます酸性に傾いてしまい、何年か後に、からだに様々な問題が現れてくる可能性は否定できません。

リスクを減らすには、肉や魚を控えめにして野菜を多く食べることを基本に、サプリメント等の補助食品を取り入れることを、ドイツ振動医学推進協会ではおすすめしています。

からだが酸性に傾く内的要因としては食品の影響が大きい一方で、外的要因としては、様々なストレスの影響が、これまでのバイオレゾナンスによる検証で明らかになっています。

ストレス過多の状態になると、私たちの体内で、マグネシウムをはじめとするミネラルやビタミンが大量に消費されることが、一般的にも知られています。

ミネラル分はアルカリ性ですから、結果的に体内の酸性化が進んでしまうわけです。バイオレゾナンスの測定でも、電磁波ストレスを受けたからだからは、かなりのミネラル分が減少していることを確認しています。

私たちのからだは、たとえ有害なものが侵入してきても、本来の自然治癒力、抵抗力や免疫力が正常に働いてさえいれば、それほど心配することはないはずです。ところが、生活環境には健康被害をもたらす有害エネルギーや危険物質が多数存在し、本来の力は働きにくいのが現実です。

常にストレスにさらされ続けるからだは、どんどん酸性に傾いてしまい、エネルギーボディも疲弊し続けてしまいます。環境を整えてストレスのない暮らしを心がけること、日々の食事の栄養バランスをはかることなど、意識的に何らかの対策をしないことには、健康を維持することがますます難しくなります。

「自分の健康は自分で守る」という発想に立った時こそ、本書の情報がお役に立てることでしょう。

【コラム】⑥バイオレゾナンスが提唱する食のバランス

私たちは日々の食事から、生命力とエネルギーをいただいています。あらゆる食べ物が手軽に手に入る社会だからこそ、食の安全性や栄養価ということを吟味したり、充分に生命エネルギーを与えてくれる食べ物を必要量だけ摂取するなどの心がけが大切です。朝昼晩、どのようなものを食べるかが、心とからだの状態を左右するからです。

現代の食事は、往々にして小麦粉、砂糖、油脂、動物性たんぱく質が過剰で、多くの人工添加物が使われています。

温めてすぐ食べられる調理済みのレトルト食品や加工食品、缶詰や瓶詰などの長期保存向け食品などは、貴重な含有物が大きく失われています。それは、長距離輸送される農産物、遺伝子操作による野菜や穀物なども例外ではありません。それらを口にしても、元々の新鮮な状態の生命力や、本来の栄養価をそのままエネルギーとして、私たちの体内に取り込むことはできないわけです。

こうした高カロリー高たんぱくの食事を過剰に摂り続けていると、からだは過酸状態になり、肥満や循環器系の病気、糖尿病、アレルギー、通風、リューマチ、骨粗鬆症などを引き起こす可能性が指摘されています。

何かと忙しく、便利すぎる現代において、食事の栄養バランスに気を遣うのは、なかなか難しいものですが、自分のからだのためにもできるだけ野菜やフルーツを多くとるように心掛けたいものです。

アルカリ形成の代表的な食べ物

葉もの野菜全般、キュウリ、キャベツ、トマト、カボチャ、人参、大根、長ネギ、茄子、セロリ、ジャガイモ、ルッコラ、白豆、バナナ、いちご、オレンジ、野菜ジュース、小麦胚芽、ハーブティー、ひまわりの種子、かぼちゃの種子など

酸形成の代表的な食べ物、嗜好品

珈琲、紅茶、アルコール、コーラ、レモネード類、肉、ソーセージ、魚肉等の動物たんぱく、ファストフード、チーズ、ヨーグルトなどの乳製品、白砂糖、白砂糖を使った菓子類、人工甘味料、小麦粉、小麦粉を使った食品

おわりに

近年、続々と生み出されるテクノロジーによって、私たちの暮らしは、大変便利に快適になりました。人類の長い歴史の中で、この数十年間ほど、生活条件が劇的に変化したことはないでしょう。その一方で、すさまじいスピードの変化の流れに、私たちの心とからだは対応できていません。その結果、様々な不調和を招いていると言えます。

はるか昔から私たちの祖先は、豊かな自然を敬い、自分たちが暮らす環境を大切にすることを当たり前として生きてきました。本来、自然界は調和で成り立っています。人間も自然の一部であり、自然によって生かされています。地球環境も私たちの生命も、調和しているのが本来のあり方、あるべき姿です。

肉体、精神、人間関係、仕事など、どこかに不調和が生じているなら、本来のあり方を見つめ直してみることに意味があります。目に見えるかたちで現われた不調和は、その人の人生に、ものの見方や考え方、生き方そのものを、すべてが調和する方向へ軌道修正していくきっかけを、与えてくれているのではないでしょうか？

医学の分野では、少しずつではありますが、軌道修正がはじまっていると私は感じています。その証拠に、症状だけを診るのではなく、そもそもの原因を見つけ出そうという発想で、現代医学の苦手な部分をサポートする「パウル・シュミット式バイオレゾナンス」に、医療関係者のみならず、多くの人々の関心が寄せられてきているからです。

本書では、パウル・シュミット式バイオレゾナンスについて、様々な角度からアプローチを試み、いろいろとお伝えしてきました。説明が足りなかったところ、詳しくご紹介しきれていないところも多々あるでしょうが、ご容赦いただきたいと思います。

最後までお読みいただいたあなたの心に、ほんの少しでも共鳴が起こり、もっと詳しく知りたい、体験してみたいなどと興味を持っていただけたのなら幸いです。

ふだん、何事もなく暮らしている時には、私たちは健康のありがたみを実感することはほとんどありません。病気になって初めて、人は心身が健康であることの素晴らしさ、ありがたさに気づかされます。

不調和な状態にある細胞が、元気になることをイメージしながら、「ありがとう」の言葉をかけると、痛みが和らいだり、症状が改善されていくという話を、バイオレゾナンスの治療家から聞いたことがあります。私たちが発する思いや言葉も、固有の周波数を持つわけですから、自分のからだの細胞に「よく働いてくれてありがとう」と声をかけることで、癒しのエネルギーが循環するということが、実際に起こるのでしょう。

日本語の「ありがとう」の語源は、「有り難し」だということを知りました。「有ることを欲しても、なかなか困難で実際には少ない。有ってほしいと望んでも、有ることは稀である」という、奇跡に近い状態を表現する言葉として使われていたとか……。稀なことを喜び尊ぶ気持ちが、「ありがたい」という感謝の意となり、今日のような使い方の言葉となったのでしょう。

ドイツ人の私が、このような形で、日本の皆さんに情報をお伝えする機会をいただけたことは、本当に有り難いことです。本という形になるまで関わってくださったすべての人に、心から感謝します。

今後さらに、日本におけるパウル・シュミット式バイオレゾナンスが広がることと、皆さんがより健康的な日々を送られますことをお祈りして、ひとまずペンを置きたいと思います。そして、この本をここまで読んでくださった読者の皆様には、心から「ありがとうございます」と申し上げます。

ヴィンフリート・ジモン

＊参考文献

Das Biomosaik (Paul Schmidt / RAYONEX Schwingungstechnik)

Symphonie der Lebenskräfte
(Paul Schmidt / RAYONEX Schwingungstechnik)

Bioresonanz nach Paul Schmidt (Dietmar Heimes / Spurbuchverlag)

Bestellungen beim Universum (Bärbel Mohr / Omega-Verlag)

PENDEL UND WÜNSCHELRUTE (Georg Kirchner / Ariston Verlag Genf)

Die Pflanzen der Kelten (Wolf-Dieter Storl / AT Verlag Aarau)

Zurück in unsere Zukunft
(Bob Frissell / E.T. PUBLISHING UNLIMITED)

Edelstein-Elixiere (Michael Gienger / NEUE ERDE GmbH)

Die Physik der Wunder (Dr.Richard Bartlett / VAK Verlags GmbH)

Die Formel des Weltalls (Arcady Petrov / JELEZKY Medienverlag)

Wiederherstellung des Menschlichen Organismus durch Konzentration auf Zahlen
(Grigori Grabovoi / JELEZKY publishing)

Quantum Energy(Siranus Sven von Staden / Schirner Verlag)

HEILEN mit kosmischen SYMBOLEN
(Dr.Diethard Stelzl / Schirner Verlag)

DIE CHAKRAS
(C.W.Leadbeater / Verlag Hermann Bauer Freiburg im Breisgau)

A Guide to Spirit Healing (Harry Edwards / SPIRITUALIST PRESS)

＊おことわり

「バイオレゾナンス」という言葉は、もはや波動の世界では一般名詞です。ここで私がお話させていただいたバイオレゾナンスとは、パウル・シュミットの理論に基づいて構築された健康法のことで、他の一般的なバイオレゾナンスとは一線を画していることをここに明記しておきます。

パウル・シュミットのバイオレゾナンスを推進する団体の名称は、次の通りです。

Vereinigung zur Förderung der Schwingungsmedizin e.V.（振動医学推進協会）

東京に日本支部があります。

また、「振動医学」という日本語は、私の 40 年来の知人が翻訳したものです。


章の終わりの用語解説は編集部でまとめたものですが、主にウィキペディア http://ja.wikipedia.org より引用させていただきました。

パウル・シュミットのドイツ波動健康法
2014年8月10日　第一版第一刷
2020年3月20日　　　　第二刷

著　者　　ヴィンフリート・ジモン
発行人　　西 宏祐
発行所　　株式会社 ビオ・マガジン
〒141-0031 東京都品川区西五反田8-11-21 五反田TRビル1F
電話 03-5436-9204　FAX 03-543-9209
http://biomagazine.co.jp/

編集協力　中野洋子、堺 ひろみ
装　丁　　吉﨑広明（ベルソグラフィック）
本文デザイン・DTP　　株式会社ネクストコム
図　版　　有限会社ブルーインク、清水 眞由美（P126、P140）
印刷所　　株式会社 シナノ

ISBN978-4-904379-80-6 C 0047